DAS ESSVERHALTEN ÄNDERN

EIN 17-WOCHEN PROGRAMM!

INKE JOCHIMS

5. Auflage 2025

© 2025 by Inke Jochims

Autorin: Inke Jochims, www.inke-jochims.de, jochims–buecher.de

Satz: Inke Jochims mit Atticus.

Verlag: BoD · Books on Demand GmbH, Überseering 33, 22297 Hamburg, bod@bod.de

Druck: Libri Plueros GmbH, Friedensallee 273, 22763 Hamburg

ISBN: 978-3-7494-2126-8

BILDNACHWEIS

Alle Fotos stammen von der Website www.pixabay.com. Sie wurden von den jeweiligen Autoren für die kommerzielle Nutzung kostenlos zur Verfügung gestellt. Herzlichen Dank! Die Folien wurden ausnahmslos von Inke Jochims erstellt. Einige Bilder wurden mithilfe von KI generiert.

DISCLAIMER

In diesem Buch werden psychologische Ratschläge gegeben. Alle Ideen, Konzepte und Verfahren wurden sorgfältig geprüft. Dennoch weisen wir ausdrücklich darauf hin, dass dieses Buch keine medizinische oder psychologische Therapie ersetzt und dies auch nicht beabsichtigt. Die Umsetzung der Ideen aus diesem Buch erfolgt auf eigene Verantwortung.

INHALTSVERZEICHNIS

WOCHE 1: MOTIVATION

Zu Beginn unserer gemeinsamen Reise möchte ich das Thema Motivation ansprechen.

Das Essverhalten zu verändern, ist ein anspruchsvolles Ziel. Es ist ein langfristiges und wichtiges Ziel, das Intention und Durchhaltevermögen erfordert – mit anderen Worten: eine hohe Motivation. Wir brauchen gute Gründe, und diese Gründe müssen uns bewusst sein.

Es muss einen Grund geben, der Dich auch in schwierigen Situationen im Sinne Deines Ziels handeln lässt oder Dich, wenn es Dir mal nicht möglich war – was völlig in Ordnung ist –, zu diesem Ziel zurückkehren lässt. Es wird Stürme geben, und dann darfst Du nicht gleich beim ersten Mal die Segel streichen.

Warum möchtest Du also Dein Essverhalten ändern? Was ist Dein persönlicher Grund?

Heute bitte ich Dich, die folgende Frage ohne Zensur und ganz ohne Schere im Kopf zu beantworten: "Warum möchte ich mein Essverhalten verändern?"

Welche persönlichen, sozialen oder auch moralischen Gründe gibt es für dich?

Die Beantwortung solcher Fragen trainiert Dein Gehirn. Sie stimuliert es so, dass Deine Motivationszentren aktiviert werden und Du jeden Tag Deine Ziele mit Schwung anpackst.

Ich habe eine Frage an dich: "Was denkst Du, auf welche große Idee oder welches Ziel reagiert Dein Gehirn am stärksten?"

Die Antwort ist: auf die Idee oder das Ziel mit der größten Bedeutung, dem meisten Sinn oder dem größten Wert für Dich selbst. Das, was Dir wirklich wichtig ist. Ich nenne es Dein großes "Warum?".

Dieses "Warum?" wird von den evolutionär neuesten Strukturen in Deinem Gehirn geformt.

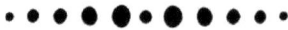

Nur aus technischen Gründen: Diese Teile werden "Insula" und "Anteriorer Cingulärer Kortex" genannt. Diese Teile Deines Gehirns fügen jeder Deiner Ideen so etwas wie einen "neurologischen Wert" hinzu. Die Zusammenarbeit zwischen Insula und anteriorem cingulärem Kortex ermöglicht es Dir, überhaupt etwas als wichtig zu empfinden.

Je wichtiger Dir eine Idee ist, je wichtiger sie sich für Dich anfühlt – persönlich, sozial oder moralisch –, desto mehr wird Dein Gehirn in der Lage sein, diese Idee, dieses Ziel oder diesen Traum wahr werden zu lassen. Es erhält dann sozusagen die richtigen Botschaften, auf die es auch reagieren kann.

Je schneller Du das große Warum findest, je mehr Du den Sinn und das Ziel Deines großen Warum findest und je dringlicher Du Dein Ziel erreichen möchtest, desto intensiver werden die für die Motivation entscheidenden neuronalen Verbindungen zwischen Insula und anteriorem cingulärem Kortex stimuliert. Eine starke Verbindung zwischen diesen Gehirnteilen ermöglicht es Dir, ruhiger zu sein und klarer zu denken. Du wirst auch dann, wenn Du müde bist, viel weniger Fehler machen.

Sich eine solche Frage zu stellen und eine Antwort darauf zu finden, ist auch eine Art Meditation. Meditation, Selbstbetrachtung und Achtsamkeit stimulieren die für die Motivation wichtigen neuronalen Verbindungen in Deinem Gehirn zusätzlich.

Wenn Du Dein großes Warum gefunden hast, dann hast Du die Motivation, aktiv zu werden und die nötigen Schritte zu unternehmen. Diese Schritte bringen Dich von der bloßen Idee oder Emotion dazu, Dich auf Deine Ziele und Träume zu konzentrieren.

• • • ● • ● • • •

Die Übung für Woche-1:

- Notiere genau in einem Journal, warum und wie Du Dein Essverhalten verändern möchtest oder vielleicht sogar musst.

- Aus welchen persönlichen, sozialen oder auch moralischen Gründen?

- Warum ist es für Dich unbedingt notwendig, dieses Ziel zu erreichen?

- Finde Dein großes Warum!

- Höre jeden Tag einmal die Meditation "Abnehmen mit Hypnose".

Der Link zum Herunterladen der zusätzlichen Audiodateien ist:
https://jochims-buecher.de/essverhaltenaendernx/
Das Passwort ist: **essenaendern1558xx**

• • • ● ● ● ● • • •

WOCHE 2: DIE SCHLIMMSTEN ÄNGSTE

In der Regel sind uns einige unserer Motivationen bewusst, wenn wir ein Ziel anstreben. Andere nicht. Häufig haben diese versteckten Motivationen die Form von Ängsten.

Das Gehirn strebt vor allem nach Sicherheit. Wenn ein Ziel – egal, wie erstrebenswert es uns oder anderen erscheint – einst sozial unsicher oder bedrohlich war, weil wichtige andere es aus eigenen, unbewussten Ängsten heraus abgelehnt haben, dann verhindert das Gehirn das Erreichen dieses Ziels.

Es gibt also möglicherweise unbewusste Befürchtungen, die das Erreichen eines Ziels wirksam verhindern können.

Manchmal sind diese Ängste längst überholt, wirken aber dennoch weiter. Daher möchte ich Dich in diesem Kapitel einladen, Dir alte Ängste bewusst zu machen.

Schreibe heute eine Liste mit Deinen schlimmsten Befürchtungen im Zusammenhang mit Deinem Ziel, anders zu essen als gewohnt, in ein Journal. Wovor hättest Du am meisten Angst, wenn Du beispielsweise tatsächlich abnehmen würdest?

Sei ehrlich mit Dir selbst und mache die Liste so vollständig wie möglich. Betrachte anschließend die Liste und überlege, wie stark Dich diese Ängste und Deine derzeitige Situation belasten, wie intensiv sie sind und wie sehr sie Dich kontrollieren.

· · · ● · ● · ● · · ·

Die Übung für Woche-2:

- Notiere Deine schlimmsten Ängste in Bezug auf die Frage, was geschehen könnte, wenn Du Dein Gewichts- bzw. Essproblem löst.

- Höre jeden Tag einmal die Meditation "Abnehmen mit Hypnose".

· · · ● · ● · ● · · ·

WOCHE 3: EINSTEIN UND FRANKENSTEIN

Hast Du schon einmal das Gefühl gehabt, dass Du manchmal zu negativ bist? Hast Du Dich jemals gefragt, woher diese negative Stimme in Deinem Kopf kommt? Hast Du Dich sogar manchmal verpflichtet gefühlt, diese nörgelnde Stimme für Deine eigentliche "Wahrheit" zu halten?

Diese Stimme nennt man auch das Über-Ich. Es hat die Aufgabe, uns zu schützen. Es soll uns vor möglichen Gefahren, sozialen oder physischen, bewahren. Einer der Schlüsselfaktoren für die Erhaltung jeglicher Art ist Sicherheit.

Wir müssen zuerst überleben, um uns fortpflanzen zu können. Das bedeutet, dass sich jede Art, jedes biologische Wesen, vor jeglichen Gefahren schützen muss, um zu überleben. Sicherheit ist das höchste

Gut, ganz besonders bei Säugetieren. Sie können sich nur in sicheren Situationen fortpflanzen und ihre Jungen gebären und aufziehen.

Aus evolutionären Gründen sind Menschen biologisch dazu programmiert, negativ zu denken. Unser Gehirn bevorzugt negative Einstellungen und Gedanken. Die Fähigkeit, zu erkennen, welche Situation sicher ist und welche nicht, ist für alle Tiere und auch für den Menschen von zentraler Bedeutung.

Der kleine Roboter in uns, das Über-Ich, hatte ursprünglich die Funktion, uns vor einem falschen Pilz, dem Besuch des gefährlichen Nachbarstamms oder dem Protest gegenüber dem Häuptling zu schützen.

Es wurde mit all dem "gefüttert", was der vorigen Generation das Überleben in einer sehr rauen Umgebung ermöglicht hatte, und hatte dann die Aufgabe, zu warnen. Das ist in Ordnung, wenn es sich um ungenießbare Pilze oder den gefährlichen Nachbarstamm handelt, also wenn dieses Über-Ich im Sinne der besten Interessen des Kindes programmiert wurde.

Nicht mehr angemessen ist es jedoch, wenn dieses Über-Ich Anweisungen enthält, die eigentlich einen verängstigten Erwachsenen schützen sollen und nicht das Kind.

· · · ● ● · ● ● · ·

Um Sicherheit zu gewährleisten, muss man also Gefahren frühzeitig erkennen können. Über einen Zeitraum von Millionen von Jahren hat unser Gehirn daher ein sehr empfindliches Angstzentrum entwickelt, das Amygdala genannt wird. Dieses Zentrum ist wiederum mit den Zentren im Gehirn verbunden, die für das Gedächtnis zuständig sind.

Das Gehirn filtert jeden Sinneseindruck, möge er aus der Außen- oder Innenwelt kommen, nach bestimmten Kriterien. Es stellt die Frage: "Hatten wir das schon mal?" "War das gefährlich oder sicher?"

Hier ist der Haken: Unser Gehirn wird fast immer etwas in unserem Erinnerungsspeicher oder unserem Bewusstsein suchen und finden, das potenziell gefährlich für uns sein könnte. Als zusätzliche Vorsichtsmaßnahme, um unsere geistige, emotionale und sogar körperliche Unversehrtheit zu gewährleisten, wird es echte oder eingebildete Gefahren in unser Bewusstsein bringen.

In der heutigen Welt sind viele Menschen, die sich Ziele gesetzt haben, davon überzeugt, dass sie diese nie erreichen können. Sie denken, sie seien nicht schlau oder gut genug oder es sei zu riskant. Das gilt auch für die Veränderung des eigenen Essverhaltens. Das sind die Folgen der Einflüsterungen eines fehlgeformten Über-Ichs.

Das Über-Ich manifestiert sich in der Regel in negativen Selbstgesprächen. All diese negativen Selbstgespräche werden unbewusst geführt.

Ich nenne diesen negativen Teil des Gehirns gerne "Frankenstein-Gehirn". Dieses Frankenstein-Gehirn ist auch als rechter präfrontaler Kortex in Kombination mit dem Hirnstamm und dem limbischen System bekannt.

Es gibt jedoch noch einen anderen Teil des Gehirns, den ich "Einstein-Gehirn" nenne. Dieser befindet sich im linken präfrontalen Kortex. Dieser Teil, also das "Einstein-Gehirn", ist Dein Dirigent, der Geschäftsführer Deines Gehirns.

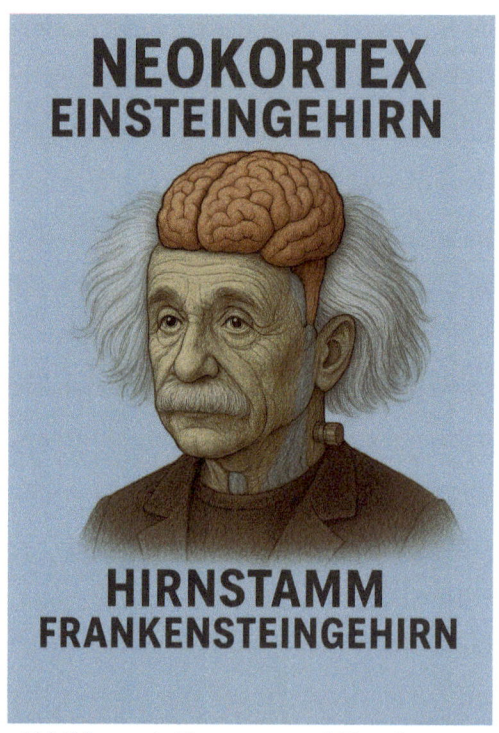

Abbildung 1: Einstein und Frankenstein

Wenn er aktiviert wird, hat er die Fähigkeit, Ideen und Möglichkeiten zu produzieren. Er kann Dir dabei helfen, all Deine Träume und Ziele zu verwirklichen. Der Schlüssel ist, zu lernen, wie Du den "Frankenstein"-Teil Deines Gehirns deaktivierst und Dein geniales "Einstein"-Gehirn aktivierst und nutzt.

Ich nenne den Vorgang der Aktivierung des "Einstein"-Gehirns und die Deaktivierung des "Frankenstein"-Gehirns eine "mentale Übung". Versuche Folgendes, um ein Gefühl für diese Möglichkeit zu entwickeln. Denke an ein Ziel, das Dir momentan wichtig ist. Sei es das Ziel, um dessen willen Du dieses Buch gekauft und geöffnet hast, oder ein anderes Ziel, das Du erreichen möchtest.

• • • ● • ● • • •

Der erste Schritt

Nimm Dir nun entweder ein Blatt Papier oder starte Deinen Computer und beginne: Schreibe Dir alle Gründe dafür auf, warum Du Dein Ziel nicht erreichen kannst. Schließe dabei alle vorherigen Versuche ein, die schon fehlgeschlagen sind. Das machst Du folgendermaßen:

• • • ● • ● • • •

Übung 1-a für Woche 3

Nimm Dir nun entweder ein Blatt Papier oder starte Deinen Computer und beginne: Schreibe Dir alle Gründe dafür auf, warum Du Dein Ziel nicht erreichen kannst. Schließe dabei alle vorherigen Versuche ein, die schon fehlgeschlagen sind. Das machst Du folgendermaßen:

- *Das geht nicht, weil ... (hier füllst Du EINEN Grund ein). Z. B.:* Das geht nicht, weil ich bisher immer gescheitert bin.

- Ich möchte X Kilo als Zielgewicht erreichen.

- Das geht nicht, weil ... Ich sowieso ständig nasche.

- Ich möchte X Kilo als Zielgewicht erreichen.

- Das geht nicht, weil ... Alle sagen, ich bin zu alt.

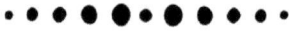

Wichtig ist: Du schreibst immer zuerst auf, was Du erreichen möchtest. Schreibe es jedes Mal wieder auf. Mache damit so lange weiter, bis Dir kein einziges Gegenargument mehr einfällt.

Ich habe Klienten erlebt, die das zwei bis drei Stunden am Stück gemacht haben, bis wirklich alle Gegenargumente aufgeschrieben waren. Das klingt erst einmal anstrengend, aber wenn man es macht, geschieht ein Wunder. Der reaktive Teil unseres Gehirns hat keine Gründe mehr und gibt auf.

Der Weg ist frei.

• • • ● ● ● ● ● • •

Der zweite Schritt

Im zweiten Schritt schreibst Du auf einem anderen Blatt Papier alle Gründe und Ursachen auf, die Dir dabei helfen werden, Dein Ziel zu erreichen. Auch wenn Du noch nicht genau weißt, wie Du das Ziel erreichen möchtest. Notiere alles, was Dir jetzt einfällt.

Falls Dir noch Informationen fehlen oder Du einen guten Rat benötigst, dann notiere Dir, dass Du Rat suchen möchtest und bei wem. Vielleicht bei jemandem, der dieses Ziel schon erreicht hat.

Du siehst also: Wenn Du diese Übung machst, benutzt Du zwei verschiedene Teile Deines Gehirns.

Während Du alle Gründe aufschreibst, warum Du Dein Ziel nicht erreichen kannst, wird Dein "Frankenstein-Gehirn" aktiviert, aber so, dass es irgendwann aufgibt.

Wenn Du aber aufschreibst, warum und wodurch Du es schaffen kannst, dann wird Dein Einstein-Gehirn aktiviert. Das Beste an der

Funktionsweise Deines Gehirns ist, dass nur einer dieser Teile zum jeweiligen Zeitpunkt aktiv ist.

Du musst nun hart daran arbeiten, das Frankenstein-Gehirn zu schwächen. Es darf ihm nicht mehr erlaubt werden, durch unkontrolliertes Auftreten dazu beizutragen, dass Du Deine Ziele nicht erreichst.

Dieser Teil in Dir, der Dir sagt, dass Du das nicht kannst, das nicht tun solltest oder nicht weißt, wie Du es tun sollst, sorgt dafür, dass Du es nicht tust, und sein einziges Ziel ist Sicherheit. Er tut das Beste, was er kann, aber dennoch schadet er dir.

Denn er handelt bezogen auf einen ganz anderen Kontext. Er warnt Dich bei jedem Busch davor, dass dort ein Tiger lauern könnte, und das war während der Jahrmillionen der Evolution äußerst nützlich: Besser einmal zu oft weglaufen als einmal zu wenig.

In modernen Zeiten ist diese negative Einstellung ("Bestimmt lauert dort ein Tiger!"), die einst sehr nützlich war, ausgesprochen schädlich, denn es lauern keine Tiger mehr und die Dinge, vor denen gewarnt wird, sind häufig Papiertiger.

Alle erfolgreichen Menschen, die gut darin sind, ihre Ziele zu erreichen, konzentrieren sich darauf, warum sie es schaffen wollen, warum sie es schaffen können und wie sie es erreichen werden.

Ab heute kannst Du die gleiche Geisteshaltung entwickeln. Wann immer Du Dich dabei ertappst, negativ zu denken, stoppe Dich selbst. Hör damit auf.

Übung 1-b für Woche-3:

- Mache die oben genannte Übung mindestens einmal.

- Notiere die Ergebnisse in ein Journal.

- Höre jeden Tag einmal die Meditation "Abnehmen mit Hypnose".

• • • ● ● ● • ● ● • • •

WOCHE 4: DAS ZIELQUADRAT

J edes Ziel kann hinsichtlich zweier Kriterien analysiert werden.
Die Antworten auf diese Fragen sind entscheidend dafür, wie
wahrscheinlich es ist, dass jemand an seinem Ziel "dranbleibt" und es
schließlich auch erreicht.

Die erste Frage lautet: Für wen möchte ich das Ziel erreichen? Für
mich selbst oder für jemand anderen? Die Antwort führt zu dem
Kriterium "selbstbezogen" vs. "fremdbezogen".

Die zweite Frage lautet: Wer möchte, dass ich das Ziel erreiche? Ich
selbst oder jemand anderes? Die Antwort führt zu dem Kriterium
"selbstbestimmt" vs. "fremdbestimmt".

• • • ● • ● • • •

Selbstbezogene und fremdbezogene Ziele

Es gibt zwei Arten von Zielen: Ein Ziel kann entweder selbst- oder fremdbezogen sein.

Selbstbezogene Ziele dienen meinen Interessen, meinem Überleben und meinen Bedürfnissen.

Beispiele hierfür sind: eine Wohnung mieten und einrichten, sich ein Abendessen kochen, einen angemessen bezahlten Job suchen, sich ausruhen, wenn man müde ist, Spaß haben, wenn man frei hat. Wenn man eine Änderung des Essverhaltens anstrebt, dann tut man das für sich selbst. Dann ist es ein selbstbezogenes Ziel.

Fremdbezogene Ziele hingegen dienen den Bedürfnissen anderer Menschen.

Ein Beispiel für ein fremdbezogenes Ziel ist die Pflege eines Angehörigen, Entwicklungshilfe in Äthiopien zu leisten oder den Gruppeneinkauf für das gemeinsame Wochenende zu erledigen. Fremdbezogene Ziele können sehr einfach oder sehr komplex sein. So ist es beispielsweise ein fremdbezogenes Ziel, jemandem vom Einkauf eine Tüte Milch mitzubringen oder eine weltumspannende Non-Profit-Organisation zu gründen. Gewichtsreduktion kann ein fremdbezogenes Ziel sein, wenn man sie vor allem anstrebt, um für andere attraktiv zu sein.

Während selbstbezogene Ziele das eigene Überleben sichern, stellen fremdbezogene Ziele eine möglicherweise gesündere Beziehung zu anderen Menschen her. Sie versprechen daher langfristig mehr Sinn,

Bedeutung und Lebensglück – wenn sie in Balance mit selbstbezogenen Zielen stehen.

• • • ● • ● • • •

Selbstbestimmte und fremdbestimmte Ziele

Es gibt noch ein weiteres Kriterium für Ziele. Nämlich die Antwort auf die Frage, wer eigentlich möchte, dass ein bestimmtes Ziel angestrebt wird.

- Ich selbst oder jemand anderes?

- Wer möchte, dass ich dieses Ziel verfolge?

- Wessen Bedürfnissen dient es?

Ziele können nicht nur selbst- oder fremdbezogen, sondern auch selbst- oder fremdbestimmt sein.

Ein selbstbestimmtes Ziel ist eines, das ich subjektiv als von mir selbst gewählt und zu mir gehörig erlebe. Ein selbstbestimmtes Ziel suche ich mir aktiv aus. Zu den selbstbestimmten Zielen zählen viele der sogenannten Freizeitaktivitäten, wie beispielsweise das Ausüben von anstrengenden Sportarten, das Lesen anspruchsvoller Bücher oder aufreibende "Hobbys" wie das Sammeln seltener archäologischer Funde, die Mitarbeit in der Gemeinde oder im Verein.

Selbstbestimmte Ziele können natürlich auch berufliche, sportliche, partnerschaftliche oder finanzielle Ziele sein. Wenn Gewichtsreduktion ein selbstbestimmtes Ziel ist, dann möchte nur ich, dass ich dieses Ziel erreiche. Ich tue es wirklich für mich selbst. Alle meine inneren Anteile ziehen an einem Strang.

Ein fremdbestimmtes Ziel ist eines, das andere Menschen für mich anstreben. Ziele können zudem auch als fremdbestimmt erlebt werden, unabhängig davon, ob sie es faktisch sind oder nicht. Je stärker Menschen sich als Opfer der Umstände oder anderer Menschen fühlen, desto eher erleben sie Ziele als fremdbestimmt.

Fremdbestimmte Ziele suche ich mir nicht selbst aus. Sie werden von außen an mich herangetragen und ich verfolge sie reaktiv. Beispiele für fremdbestimmte Ziele sind das Streichen des Wohnzimmers, weil der Partner es so möchte, das Anziehen eines Pullovers, weil die Mutter es sagt, und – in vielen Fällen – das Gehen zur Arbeit, weil man dort Geld verdienen "muss". Im Falle einer Gewichtsreduktion wäre dies beispielsweise der Fall, wenn mir ein Familienmitglied oder der Arzt sagt, ich müsse abnehmen, und ich entscheide mich, es zu tun, um wichtige Beziehungen nicht zu gefährden.

Emotional werden fremdbestimmte Ziele in der Regel spätestens nach dem zwölften Lebensjahr bewusst oder unbewusst abgelehnt.

Ein fremdbestimmtes Ziel zu verfolgen bedeutet für viele Menschen, sich den Wünschen eines anderen Menschen zu unterwerfen – und Unterwerfung löst Stress in Form von Angst, Wut oder Lähmung aus. Wenn die Möglichkeit dazu besteht, werden fremdbestimmte Ziele daher auch verweigert. Äußerlich zeigt sich das unter anderem als Zaudern und Zögern, wenn diese Verweigerung aus sozialen oder emotionalen Gründen nicht offen erfolgen kann.

Die Verwirklichung echter fremdbestimmter Ziele ist in der Regel mit enormen inneren Widerständen verbunden, das heißt, sie ist nur mit großen Verlusten an Energie und Produktivität erreichbar.

Fremdbestimmte Ziele sind folglich "teuer". Da der innere Antrieb fehlt, muss dieser durch Zwang ersetzt werden – durch offene oder verdeckte Gewalt. Gewalt gegen sich selbst oder Gewalt gegen andere. Diese Gewalt löst wiederum Stress aus, was die Produktivität und Leistungsfähigkeit mindert.

• • • ● • ● • • ·

Eine Gesellschaft, die einen sehr hohen Anteil fremdbestimmter Ziele verfolgt, muss viel Gewalt einsetzen, um diese durchzusetzen. Je mehr Gewalt, desto mehr Stress – daher sind solche Gesellschaften in der Regel erheblich unproduktiver als Gesellschaften, die einen höheren Anteil an selbstbestimmten Zielen zulassen.

Was kann man also tun, wenn man ein fremdbestimmtes Ziel verfolgen "muss", den damit verbundenen Stress aber reduzieren möchte? Was ist, wenn man eigentlich keine Lust hat abzunehmen, der Arzt aber unleugbar recht hat?

• • • ● • ● • • •

Ziele umwandeln

Der Psychoanalytiker Viktor Frankl, der die Konzentrationslager der Nationalsozialisten überlebte, wies darauf hin, dass man einem Menschen zwar jegliche Freiheit nehmen kann, jedoch nicht die Freiheit, zu entscheiden, wie er auf Zwang und Unterdrückung reagiert.

Für unser Thema bedeutet das: Man kann ein fremdbestimmtes Ziel entweder ablehnen – und die Konsequenzen tragen – oder es zu einem selbstbestimmten Ziel umwandeln.

Ein fremdbestimmtes Ziel kann zu einem selbstbestimmten Ziel werden, wenn man es zu seinem eigenen Ziel macht. Um ein reaktiv gesetztes Ziel in ein proaktives umzuwandeln, muss man sich die Frage nach dem "Warum?" stellen. Warum könnte ich dieses Ziel auch wollen, obwohl es ursprünglich von anderen für mich gesetzt wurde? Warum? Was könnte mir das Ziel bringen, welche Vorteile hätte es auch für mich?

Du musst Schnee schippen, sonst gibt es Ärger mit der Hausverwaltung. Stelle Dir vor, wie schön es sein wird, dieses Ziel erreicht zu haben, wenn die Muskeln müde sind und der Körper ausgepowert ist. Sprich mit Dir selbst über die guten Gefühle, die Du haben wirst: "Warum sollte ich es auch wollen? Weil es sich gut anfühlen wird!" Schon ist es mein Ziel, schon ist es ein selbstbestimmtes Ziel.

Ein berühmtes Beispiel für die Fähigkeit, auch extreme Formen von Fremdbestimmung in Selbstbestimmung zu verwandeln, ist Nelson Mandela. Er nutzte die Zeit im Gefängnis, um anderen Menschen Lesen und Schreiben beizubringen.

Wenn der Arzt Dir gesagt hat, dass Du abnehmen sollst, warum möchtest Du es dann? Was könnte Dein Motiv werden? Wenn es der Ehemann, der Freund oder die Mutter gesagt haben, ist es wirklich Unterwerfung, dieses Ziel anzustreben? Oder könntest Du ein Motiv finden, das aus einem fremdbestimmten Ziel ein selbstbestimmtes macht?

• • • ● ● ● ● ● • •

Das Zielquadrat

Verbindet man diese beiden Eigenschaften von Zielen: Selbstbestimmt vs. fremdbestimmt und selbstbezogen vs. fremdbezogen, dann ergibt sich folgendes Quadrat:

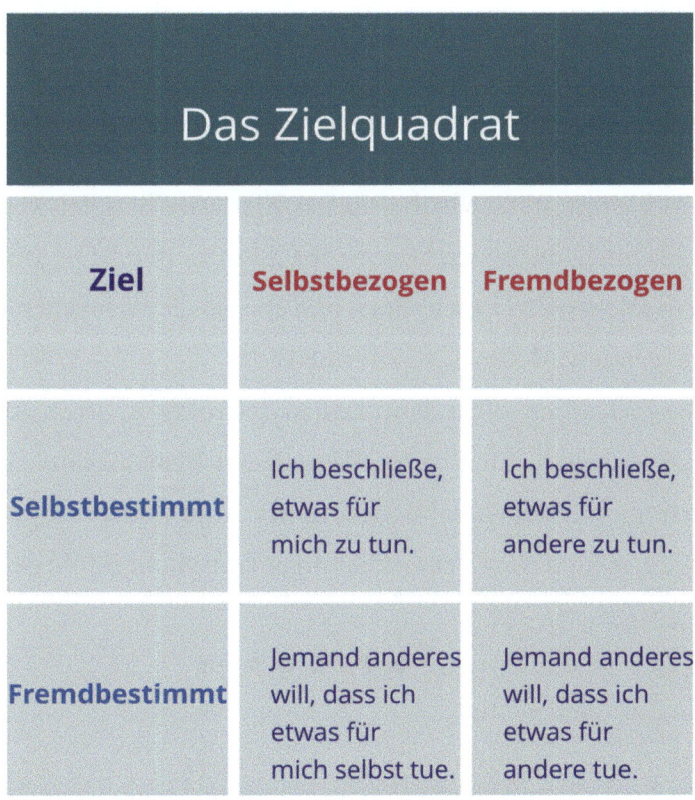

Abbildung 2: Das Zielequadrat.

Mithilfe dieses Quadrats lässt sich jedes Ziel einordnen. In jedem Teilquadrat, von 1 bis 4 gezählt, nimmt der Stress, den die entsprechenden Ziele auslösen, zu. Mit jedem Teilquadrat steigt die Wahrscheinlichkeit, dass die entsprechenden Ziele verzögert werden, sofern sich die Möglichkeit dazu bietet.

• • • ● • ● • ● • •

Selbstbestimmte und selbstbezogene Ziele

Ein selbstbestimmtes, selbstbezogenes Ziel wäre beispielsweise: "Ich entscheide mich, mir eine schöne neue CD zu kaufen." Die Motivation bei einem solchen Ziel ist sehr hoch und ebenso die Wahrscheinlichkeit, dass alles getan wird, um es zu erreichen.

Solche Ziele lösen selbst dann keinen destruktiven Stress aus, wenn man stundenlang daran arbeitet. Wenn Gewichtsreduktion emotional aus tiefstem Herzen als selbstbestimmtes und selbstbezogenes Ziel erlebt wird, steht dessen Verwirklichung nichts mehr im Wege.

• • • ● • ● • ● • •

Selbstbestimmte und fremdbezogene Ziele

Ein selbstbestimmtes Ziel, das fremdbezogen ist, wäre ein Ziel wie: Ich entscheide mich, in der Gemeinde mitzuarbeiten. Diese Ziele werden ebenfalls mit hoher Wahrscheinlichkeit verwirklicht, aber mit etwas weniger hoher Wahrscheinlichkeit als die selbstbestimmten und selbstbezogenen Ziele, denn auf einer tiefen biologischen Ebene hat der Körper ein Programm laufen, das sagt: Mein Überleben und meine Interessen zuerst und im Falle eines fremdbezogenen Ziels muss dieses Programm gehemmt werden, um wirklich für andere da zu sein, was Kraft und Energie kostet.

Ein solches Ziel lässt sich mit sehr wenig "Gewalt" verwirklichen, es kostet wenig Disziplin, aber es kostet Disziplin. Solche Ziele lösen ein wenig Stress aus und daher sind Menschen in Helferberufen häufig abends ausgelaugt.

Im Falle der Gewichtsreduktion wäre ein selbstbestimmtes und fremdbezogenes Ziel: Ich entscheide mich abzunehmen, um für meine Kinder da sein zu können.

• • • • ● • ● • • •

Fremdbestimmte und selbstbezogene Ziele

Ein fremdbestimmtes Ziel ist jedes Ziel, bei dem mir jemand anderes sagt, was ich für mich tun soll. Solange wir Kinder sind, ist das normal: Unsere Mütter sagen uns beispielsweise, dass wir einen Pullover anziehen sollen, weil es draußen kalt ist. Wir tun es mürrisch und sind erst einmal sauer, weil es sich um ein fremdbestimmtes Ziel handelt. Später stellen wir dann aber fest, dass es tatsächlich wärmer ist. Andere Autoritäten, die uns sagen, was wir für uns selbst tun sollen, sind beispielsweise Ärzte, Psychologen, Seelsorger oder Lehrer.

Mit anderen Worten: Jemand anderes hat das Ziel, dass ich mich mehr um mich selbst kümmere. Wenn wir diese Ziele zu unseren eigenen machen, ohne sie emotional in selbstbestimmte Ziele umzuwandeln, versuchen wir, fremdbestimmte Ziele zu verwirklichen.

Aufgrund der unbewussten Rebellion gegen diese Ziele scheitert deren Verwirklichung häufig auf "unerklärliche" Art und Weise. Fremdbestimmte Ziele sind nur mit viel "Willenskraft" oder "Disziplin" erreichbar. Der Stress, den solche Ziele auslösen können, ist relativ hoch.

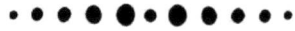

Wenn Gewichtsreduktion als fremdbestimmtes und selbstbezogenes Ziel erlebt wird, ist es möglich, aber eher unwahrscheinlich, dass das Ziel erreicht wird. Wenn mir also der Arzt sagt, ich solle abnehmen, und ich akzeptiere das, ohne es zu meinem eigenen Ziel zu machen, dann handelt es sich um ein fremdbestimmtes und selbstbezogenes Ziel. Die Wahrscheinlichkeit, dass ich es nicht erreiche, ist hoch.

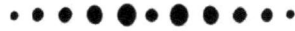

Fremdbestimmte und fremdbezogene Ziele

Das sind Ziele, bei denen mir jemand anderes sagt, was ich für andere tun soll. Ein Beispiel hierfür wäre im Falle der Gewichtsreduktion: Mein Mann sagt mir, ich solle endlich abnehmen, um für ihn wieder sexuell attraktiv zu sein.

Fremdbestimmte und fremdbezogene Ziele benötigen ein hohes Maß an Gewalt, um durchgesetzt zu werden. Das löst sehr viel Stress aus, der wiederum Produktivität verhindert. Die Folgen sind frühzeitige Alterserscheinungen, Krankheiten, Alkoholismus usw. Die schlimmste Form eines fremdbestimmten Daseins, das nur fremdbezogenen Zielen dient, ist die Sklaverei.

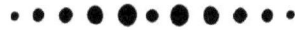

Die Übung für Woche-4:

- Gehe die Liste der in den letzten beiden Tagen gefundenen Motivationen durch und finde heraus, wo sie im Zielquadrat eingeordnet werden können.

- Wandle fremdbestimmte in selbstbestimmte Ziele um.

- Verpflichte Dich jetzt, mit aller Kraft, Dein Ziel anzugehen und zu erreichen.

- Höre jeden Tag einmal die Meditation "Abnehmen mit Hypnose".

· · · ● · ● · · ·

WOCHE 5: ZIELE UND EMOTIONEN

Was ist für das Erreichen eines Ziels wichtiger: Logik und Wissen oder Emotionen? Wissen oder Gefühle? Was ist für die Gewichtsreduktion wichtiger? Das korrekte Wissen über gesunde Ernährung? Oder die Beherrschung jener Gefühle, die uns zum Essen treiben?

Das ist nicht leicht zu entscheiden.

Ohne jeden Zweifel ist Faktenwissen wichtig. Es gab beispielsweise Zeiten, in denen Menschen nichts über die krankmachende Wirkung von Zucker wussten. Oder sie wussten nicht, dass verschiedene Lebensmittel unterschiedlich viele Kalorien pro Gramm enthalten. Hier korrekte Aufklärungsarbeit geleistet zu haben, ist ein Verdienst der Ernährungswissenschaft und hat mit Sicherheit zahlreichen Menschen das Leben gerettet.

Doch Wissen allein reicht eben nicht. Sonst gäbe es keine Diätindustrie. Die Fakten sind nämlich weitgehend bekannt. Dass Zucker und Fett nicht dünn machen, ist inzwischen allgemein bekannt. Und dennoch ist es so schwer, dieses Wissen in Handeln umzusetzen. Denn verschiedene Verhaltensweisen werden von verschiedenen Gehirnteilen gesteuert. In regelmäßigen Abständen übernehmen bestimmte Gehirnteile die Kontrolle und verfolgen Ziele, die von den bewussten Zielen abweichen können.

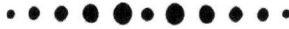

Die Frage, ob Logik oder Emotion für die konkrete Umsetzung ausschlaggebender ist, wurde durch die Arbeit der Neurowissenschaft inzwischen beantwortet.

Die Antwort lautet: Man braucht beide, da sie gleich wichtig sind. Ohne korrektes Wissen ist kein korrektes Handeln möglich und ohne innere Ausgeglichenheit kann das korrekte Wissen nicht angewandt werden.

Unter dem Strich gilt jedoch, dass Emotionen unser Verhalten stärker beeinflussen als Wissen.

Deshalb ist es wichtig zu wissen, wie man welche Gehirnzentren beeinflusst.

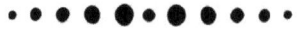

Jede Idee beginnt im linken präfrontalen Kortex und jedes Bild oder jede Vision hat einen emotionalen Einfluss im ältesten und tiefsten Bereich des Gehirns. Wenn die Emotion für diese Vision nicht stark genug ist, wird das Motivationszentrum, auch Nukleus Accumbens genannt, nicht aktiviert. Das bedeutet, dass Du nichts von der legalen "Feel-good-Droge" namens Dopamin bekommst. Wenn kein Dopamin ausgeschüttet wird, wird sich ein von Dir formuliertes Ziel nicht wichtig genug anfühlen, um Energie dafür aufzubringen.

Unglücklicherweise gilt das Gleiche auch für die Idee, ein Eis oder einen Schokoriegel zu essen. Schon bei der Erinnerung, also dem Gedanken an ein Eis (oder was immer Deine Spezialität ist), schüttet das Gehirn Dopamin aus. Und das passiert nicht erst, wenn Du es isst. Es passiert bereits beim allerersten Gedanken.

Das tut es, um das angestrebte Verhalten – Losgehen, Essen kaufen und Essen verzehren – wichtig genug zu machen. Es kann so viel Motivation erzeugen, dass wir unter Aufgabe aller Bequemlichkeit nachts an die Tankstelle fahren, um das zu besorgen, von dem unser Gehirn glaubt, dass wir es jetzt unbedingt brauchen. Das Mittel dazu ist Dopamin. Dopamin macht Ziele wichtig. Je mehr Dopamin, desto wichtiger.

Wenn Du aber eine Idee oder ein Ziel hast und das damit einhergehende Gefühl negativ ist (auch dann, wenn Dir das nicht bewusst ist), weil das Angstzentrum in Deinem Gehirn aktiviert ist, dann schaltet sich das Motivationszentrum ab. Du hast Zweifel, Du hast Angst, Du schiebst die Sache auf und Du lässt Dir alle möglichen Gründe einfallen, warum Du das Ziel nicht verfolgen und nicht erreichen kannst.

Genau das passiert in der Regel bei Diäten oder Gewichtsreduktionsprogrammen. Zu Beginn bist Du sehr motiviert, Dein Gehirn schüttet die Droge Dopamin aus, die es Dir ermöglicht, auf ein Ziel zuzugehen. Allerdings wird ebenso viel Dopamin ausgeschüttet, wenn wir an Eis denken und beginnen, zu "versagen". Gleichzeitig kommen die alten Zweifel hoch und mit ihnen die Angst. Das aktiviert das Angstzentrum und die Motivation, das Gewichtsprogramm durchzuhalten, vermindert sich rapide.

Wenn Du ein Ziel hast und durch die positiven Aspekte dieses Ziels emotional angeregt wirst, stimuliert das auch den motorischen Kortex in Deinem Gehirn. Du beginnst, nach Lösungen zu suchen, wie Du dieses Ziel verwirklichen kannst. Ganz unabhängig vom Ziel! Du findest eine Lösung, wie man nachts noch an die Tankstelle kommt, genauso, wie Du auch eine Lösung finden könntest, wie man im Bett liegen bleibt und beispielsweise mithilfe von Meditation das Craving vorüberziehen lässt.

Was Du bei erwünschten Zielen beachten musst, ist, dass die positiven Emotionen weder zu stark noch zu schwach sein dürfen. Sind sie zu stark, beginnst Du impulsiv und rücksichtslos zu agieren, wie ein Süchtiger. Du wirst anfälliger für riskantes Verhalten und machst Fehler.

Eine schöne Sache, die Du erlernen kannst, ist, die Balance zwischen dem emotionalen Zentrum, der Amygdala, die sich in Deinem Gehirn etwas über Deinen Ohren befindet, und dem Ideenzentrum, Deinem linken präfrontalen Kortex, zu halten. Was Du dafür tun musst, ist achtsam zu sein. Sozial achtsam und persönlich achtsam. Wenn Du mitfühlend mit Dir selbst bist, was Deine Ziele und Träume betrifft, aktivierst Du damit einen Kern des Gehirns, den man den "Anterioren Cingulären Kortex" nennt.

• • • ● • ● • ● • •

Warum Achtsamkeit hilft

Die Aktivierung dieses Gehirnteils lässt Dich umsichtig all die Dinge, die Du fühlen und all die Dinge, die Du erreichen möchtest, analysieren. Analysieren tun wir mithilfe von unserem logischen Denken, das heißt, wir benutzen beide menschlichen Fähigkeiten – die zur Logik und die zur Emotion – um unsere Ziele festzulegen und die verschiedenen Bereiche unseres Gehirns zu aktivieren. Wenn wir das tun, dann bringt dies all das Genie, welches in jedem von uns steckt, hervor.

• • • ● • ● • ● • •

Die Übung für Woche-5:

- Stelle Dir diese Woche immer wieder eine Frage – und zwar mit der Haltung der Selbstakzeptanz:

- "Interessant, dass ich jetzt den Gedanken habe, dieses und jenes zu essen. Wo im Körper ist er entstanden? Wie fühlt es sich an, diesen Gedanken zu haben?"

- Du musst keine Antworten finden. Die Fragen zu stellen, genügt!

- Notiere Dir die Ergebnisse in ein Journal.

- Höre jeden Tag einmal die Meditation "Abnehmen mit Hypnose".

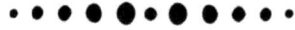

WOCHE 6: DIÄTBÜCHER ENTSORGEN

Etwas, das eine besonders negative Energie im Zusammenhang mit unserem Thema hat, sind Diätbücher. Diätbücher haben in den letzten 30 Jahren einen unvorstellbaren Schaden angerichtet.

Warum?

Gib mir die Erlaubnis, ein bisschen auszuholen. Es wird sich für Dich lohnen.

Die großen Erfolge der Medizin seit Anfang des letzten Jahrhunderts beruhten unter anderem auf der Einführung von Hygiene und Antibiotika. Ein Bakterium, eine Pille, eine Lösung! Ein Virus, eine Pille, eine Lösung. Das befreite die Menschheit von Krankheiten, die ganze Familien auslöschten.

Diphtherie, beispielsweise, tötete in manchen Familien vier, fünf Kinder hintereinander und die Mütter mussten hilflos zusehen, ebenso wie der Arzt. Tuberkulose war noch vor 150 Jahren eine unheilbare Krankheit, der erste Bluthusten ein Katastrophensignal.

Der Erfolg, diese Krankheiten – jedenfalls in den westlichen Ländern – wirklich besiegt zu haben, hat der Medizin den heutigen Status verschafft. Weitere große Probleme wurden ebenfalls gelöst: Gelenkimplantate, immer bessere diagnostische Möglichkeiten, immer bessere chirurgische Techniken.

Aber, diese unleugbaren Erfolge führten seit den Fünfzigerjahren des letzten Jahrhunderts zu einer Medizin, die im Großen und Ganzen die Botschaft verbreitete: "Du darfst machen, was Du möchtest. Du kannst essen, was Du möchtest. Du darfst passiv bleiben. Wir haben eine Pille. Wir haben eine Lösung! Für alles!" Zusammengefasst: Bleib passiv. Wir haben eine Pille!

Eine weitere Botschaft lautete: "Das Problem ist außen, außerhalb Deiner selbst. Die Lösung kommt auch von außen". Bakterielle Infektionen konnten geheilt werden, ohne dass die Betroffenen ihre Aufmerksamkeit auf ihr Innenleben, auf ihre Emotionen und Gedanken richten und ohne, dass sie meditieren lernen mussten. Der Arzt kam, bekleidet mit einem weißen Kittel, der Kranke war das passive kleine Kind und "bekam" eine Lösung.

Es stellt sich inzwischen heraus, dass der damals ausgestellte Scheck nicht einlösbar ist. In den letzten beiden Jahrzehnten sind eine ganze Klasse von Krankheiten vermehrt aufgetaucht, wie Herzinfarkte, Krebs,

Diabetes, Nierenerkrankungen und – eben auch Übergewicht – die mit diesem Muster nicht mehr geheilt werden können.

Die Mischung, die sich hier zusammenbraut, hat das Potenzial, praktisch alle Gesundheitssysteme der westlichen Welt zu ruinieren, denn die Kosten werden, wenn nichts geschieht, in einem unvorstellbaren Ausmaß explodieren. Die Professorin für Neurologie, Susan Peirce Thompson, die sich seit Jahren mit dem Thema Gewichtsverlust und Ernährung beschäftigt, schätzt, dass während der nächsten 20 Jahre, wenn sich an der Ernährung nichts ändert, allein in den USA ungefähr 47 Billionen Dollar für Gesundheitskosten ausgegeben werden müssen.

Diese Summe ist größer als die gesamte Ökonomie der USA überhaupt erwirtschaftet. Die Gesundheitskosten werden in wenigen Jahren das Bruttosozialprodukt der Gesamtwirtschaft übersteigen, was natürlich auf keinen Fall möglich ist. Also muss sich etwas ändern.

In Europa dürfte die Entwicklung etwas milder verlaufen, hat aber auch hier das Potenzial, politischen Sprengstoff bereitzustellen.

Wir haben aber nicht nur eine Krise des Gesundheitssystems. Wir haben auch eine Reifungskrise. Damit ist gemeint, der Gegenüber des Arztes, der Kranke, muss seinen Status als abhängiges Kind eintauschen gegen den Status eines reifen Erwachsenen. Eines Erwachsenen, der fähig zur Introspektion ist und der sich an seiner Gesundheit aktiv und verantwortungsvoll beteiligt. Es ist notwendig, dass dieser Patient zum

Gegenüber auf Augenhöhe wird. Nicht unbedingt, was das Fachwissen angeht, aber unbedingt in dem, was Verantwortung angeht.

All die sogenannten Zivilisationskrankheiten sind immer auch "Lifestyle"-Krankheiten. Die gleiche Lösung, die während der Bekämpfung von Bakterien so wirksam war – "bleib passiv, wir haben eine Pille" verschlimmert jetzt das Problem, anstatt es zu lösen. Eine Pille gegen Übergewicht gibt es nicht, Diabetes kann zwar behandelt werden, aber nur (im Falle von Diabetes II) mit einer Ernährungsumstellung gelöst werden.

Im Falle von Übergewicht sind Diäten an die Stelle der "Pille" getreten. Einfache, simple Rezepte und Lösungsansätze. Die meisten Diäten beruhen auf Pseudowissenschaft. Damit ist gemeint, es wird ein simpler, aber einleuchtender Zusammenhang hergestellt, wie beispielsweise: "Du musst nur Deinen Blutzuckerspiegel stabil halten", dann ist alles gut. Iss vegan.

Iss viel Fett, denn Fett kann (angeblich) nicht gespeichert werden. Iss fettarm, iss vegetarisch, iss Mittelmeer Diät. Vertrau auf den Glyx. Einige dieser Lösungsansätze sind im Lichte seriöser Forschung brauchbar, aber für andere Formen, wie beispielsweise Ketogene Diäten, gibt es weder Langzeitstudien noch irgendwelche menschliche Populationen, die diese Ansätze langfristig durchgehalten haben.

Noch schlimmer ist, dass "Diät" in der westlichen Kultur als etwas verstanden wird, das man mal temporär macht, um wieder in die alten Jeans zu passen. Danach kehrt man dann zu seinem "normalen" Verhalten zurück.

Die Scheiter Quote dieses Ansatzes beträgt 95 %-99 %!

An dem Tag, wo Du Deine alten Diätbücher entsorgst, entsorgst Du einen Berg von Halbwahrheiten und falschen Lösungsansätzen. Und, Du entsorgst die Botschaft: "Bleib passiv, wir haben eine Pille."

Damit ist der Weg frei, das zu erlernen, was wirklich funktioniert.

· · · · ● · ● · ● · · ·

Die Übung für Woche-6:

- Du entsorgst alle Deine Diätbücher, sofern Du das nicht schon getan hast.

- Höre jeden Tag einmal die Meditation "Abnehmen mit Hypnose".

· · · · ● · ● · ● · · ·

Woche 7: Aufräumen

Alles im Universum hat eine bestimmte "Energie" und strahlt diese mit einer bestimmten Frequenz aus. Wir reagieren auf diese Frequenzen. Unsere eigene Energie geht mit den Dingen oder Beziehungen, die uns näherkommen, in Resonanz.

Jeden Tag unseres Lebens gehen wir mit den Dingen, die wir besitzen, in Resonanz. Das kann sehr anstrengend werden, wenn die Frequenzen nicht mehr übereinstimmen – mit anderen Worten: wenn wir an etwas festhalten, das eigentlich überlebt oder überholt ist, oder an etwas, das wir eigentlich nie mochten. Dann geht im Kontakt mit diesen Dingen zu viel von unserer eigenen Energie verloren. Als Resultat erzählen wir uns eine Geschichte, warum wir uns jetzt gerne "Energie zurückholen" würden. Mit Zucker beispielsweise.

In dieser Woche wird es daher ernst. Du wirst "rücksichtslos" aufräumen.

Wie schon gesagt, alles in Deinem Raum, alles an Deinem Körper, alles in Deinem Geldbeutel, alles, was Dich umgibt, innen und außen, hat eine bestimmte Energie. Das gilt für alles in Deinem Keller, in Deinem Auto, in Deiner Handtasche, auf dem Dachboden, in der Garage und so weiter.

Je mehr man sich mit Dingen umgibt, die angehäuft oder nicht mehr stimmig sind, desto mehr zehren diese Dinge an der eigenen Energie. Unbewusst versucht man dann, diese Energie mit Essen wieder aufzufüllen. Das Gleiche gilt für Beziehungen. Einige Beziehungen geben uns Energie, andere nehmen uns Energie. Wenn wir an einer solchen Beziehung festhalten, die uns Energie raubt, versuchen wir, die verlorene Energie schnell wieder nachzufüllen – und wählen in der Regel Zucker oder andere schnell lösliche Kohlenhydrate.

Du kannst Dir Dein Leben wie einen Garten vorstellen. In diesem Garten gibt es Bäume, Sträucher, Blumen, kleine Gewächse und Gräser. All das müsste, um zu gedeihen, regelmäßig bewässert werden. All das braucht Aufmerksamkeit. Nun hast Du aber nur eine bestimmte Menge Wasser, um diesen Garten zu bewässern.

• • • ● • ● ● • • •

In dieser Metapher steht der Garten für Dein Leben und die Pflanzen für die Dinge, zu denen Du "ja" sagst. Das Wasser steht für das Kostbarste, das Du hast: Deine Aufmerksamkeit. Das Wässern steht für die Entscheidung, Zeit, Energie und Aufmerksamkeit in bestimmte Menschen, Dinge, Orte, Ereignisse und Lernerfahrungen zu investieren.

Die anderen Pflanzen müssen gehen.

• • • ● • ● • • •

Wenn Dein Garten richtig gepflegt und bewässert wird, dann gedeiht Dein Leben und verändert sich zum Positiven.

Und jede gute Gartenpflege beginnt mit dem Jäten von Unkraut. Stelle drei Kisten auf: eine für Dinge, die sofort in den Müll kommen, eine zweite für "verkaufen oder verschenken", also für Dinge, die andere Menschen noch gebrauchen könnten, und eine dritte für Dinge, die eigentlich weggegeben werden könnten, von denen Du Dich aber emotional noch nicht trennen kannst.

Dann beginnst du: Nimm jedes Ding nur einmal in die Hand und entscheide sofort, in welche Kiste es gehört.

Und noch ein Rat: Miste niemals in Gegenwart von Familienmitgliedern aus. Natürlich wirst Du deren Grenzen und Dinge respektieren. Du schmeißt nichts weg, was Dir nicht gehört. Aber Aufräumen ist etwas, das man alleine oder mit fremder Hilfe macht, aber niemals zusammen mit einem Familienmitglied. Denn dann kommen beispielsweise Mutti oder Schwester, Mann oder Kind und quengeln: "Waaas, diese schöne Yoga-Hose möchtest Du wirklich weggeben?"

Aber die Marmeladengläser kann man doch noch brauchen. Der Teppich ist noch gut. Und die Ohrringe von 1950 werden gerade wieder modern. Das kannst Du Deiner altjungferlichen Großtante Elise doch nicht antun, dass Du ihre Ohrringe aus der Backfischzeit weggibst."

Doch, Du kannst. Du kannst es der längst toten Elise antun, glaub mir, sie spürt es nicht mehr. Aber die Ängste der anderen vor dem Verlust scheinbar wichtiger Dinge sind es, die uns zu sehr ausbremsen. Wir werden schneller unsicher, als uns lieb ist, und am Ende ist es unsere Aufmerksamkeit, die hier versickert.

Wie schon gesagt: Du schmeißt niemals etwas weg, das Dir nicht gehört. Aber was Dir gehört, das räumst Du allein auf.

Die letzte Kiste ist die schwierigste. Das sind die Sachen, von denen Du Dich noch nicht wirklich trennen kannst. Diese Kiste stellst Du in den Keller oder auf den Dachboden. Wenn Du die Dinge ein weiteres Jahr nicht gebraucht hast, gibst Du sie ebenfalls weg.

Meine Lehrer haben mir beigebracht – und das möchte ich hier an dieser Stelle auch weitergeben –, dass Du nichts in Deinem Leben akzeptieren solltest, was Dich nicht mit positiver, aufbauender Energie umgibt, sei es in Form von Objekten, Gegenständen oder Beziehungen.

Omas Tasse, Uropas Hausschuhe, hässliche Geschenke, geerbte Bücher – all das sind energetische Lasten, die einem aufgedrückt wurden. Man hat das Recht, sich davon zu befreien. Es ist ein köstliches Gefühl, glaub mir.

Eine gute Idee ist es, mit dem Badezimmer zu beginnen und dort alle angebrochenen Seifen zu entfernen, die seit Monaten oder vielleicht sogar Jahren nicht mehr benutzt wurden, sowie alle Cremes, die nicht mehr genutzt werden, alle Fläschchen und Flaschen und angebrochene Lippenstifte.

Weiter geht es mit der Küche: Gewürze, Tütensuppen, bereits lebendig gewordenes Mehl, Büchsen, die Du nie mehr öffnen wirst, und all das Zuckerzeug – weg damit!

Danach kannst Du Deine Kleiderschränke durchsehen und rücksichtslos alles entfernen, was nicht mehr passt oder keine gute Energie ausstrahlt. Ja, es war ein Fehlkauf, ja, es war teuer, aber das Geld kommt nicht zurück, nur weil das Kleidungsstück weiter im Schrank hängt und an Deiner Energie zehrt.

Nimm jedes Stück heraus und lege es auf Deine Haut. Spüre nach. Wenn Du dann kein gutes Gefühl hast und keine gute Reaktion auf dieses Objekt zeigst, kommt es in die Kiste für "Verschenken und Verkaufen". Als Nächstes gehst Du Deine Schuhsammlung durch. Frage Dich, welche Schuhe Dir noch nie wirklich gepasst haben. Überlege, in welchen Schuhen Du nicht mehr umhergehen möchtest. Auch diese Schuhe gibst Du weg.

Es geht nicht darum, unsensibel oder unethisch zu werden. Wenn Dich etwas immer noch lächeln lässt oder Dir ein gutes Gefühl gibt, vielleicht das Gefühl von Wärme, Geborgenheit oder Sicherheit, dann ist es in Ordnung, dieses Objekt auch weiterhin zu besitzen.

Geh in dieser Woche alles durch: Handtasche, Auto, Dachboden, Keller, Garage, Abstellkammer, Küche, Bad ...

Erfinde keine Ausreden. Nimm Dir nicht vor, alles einzeln bei eBay zu verkaufen. Das kostet so viel Arbeit, dass wir plötzlich wie gelähmt dasitzen und denken: "Na ja, ich behalte es doch. Bevor ich mir all die Mühe für so wenig Geld mache, behalte ich es lieber."

Wenn Du wirklich aufräumst, wie hier geschildert, wird es Deine Aufmerksamkeit und Bewusstheit freier machen, sodass Du mehr Kontakt zu Deiner inneren Führung, zu Deinem höheren Selbst, zu Deiner Intuition hast und diese auch wahrnehmen kannst.

Wenn Du alte Energie in Form von Dingen, Beziehungen oder Projekten loslässt, kannst Du auch beginnen, Dein Körpergewicht zu reduzieren. Solange wir alte Schuhe, unfertige Projekte oder längst hinfällige Beziehungen, alte Zettel und Zeitschriften, die wir nie lesen werden, sammeln, leben wir in einer Situation von Mangel und scheinbarer Not.

Wir haben immer das Gefühl, es fehlt noch etwas, es müsste noch etwas dazukommen, bis wir uns gut fühlen. Und solange glaubt der Körper, es wäre Herbst, und der Winter käme, und weil er uns darauf vorbereiten möchte, sammelt er Fett. Er "denkt" so etwas wie: "Es scheint Herbst zu sein. Besser, ich lasse das Fett nicht los und sammle neues!"

Wenn Du das loslässt, was überflüssig, angesammelt, ungeliebt oder vorüber ist, wirst Du Dich wunderbar leicht fühlen.

• • • ● • ● • ● • •

Die Übung für Woche-7:

- Du gehst all Deinen Besitz durch und entscheidest, welche "Pflanzen" Du weiter wässern möchtest, was Du behalten willst und was nicht.

- Wenn Du mit der Wohnung fertig bist, gehst Du Deine Beziehungen, Projekte und alles andere in Deinem Leben durch. Bedenke: All das kostet Energie. Mache Projekte fertig oder lasse sie endgültig los.

- Höre jeden Tag einmal die Meditation "Abnehmen mit Hypnose".

• • • ● • ● • ● • •

WOCHE 8: ZEIT SPAREN

Was ist eine der häufigsten Ursachen für den Überkonsum von fettigem und zuckerhaltigem Essen?

Stress! Das ist die Antwort, die gemeinhin gegeben wird. Stress!

Doch wie entsteht Stress? Unter anderem durch ein Phänomen, das einer meiner Lehrer, Pedram Shojai, "Zeitkompression" nennt.

Zeitkompression entsteht, wenn man sich innerlich oder äußerlich zu vielen Aufgaben verpflichtet, die man realistisch nicht bewältigen kann. Man nimmt sich mehr vor, als man erledigen kann. Beispielsweise den Kuchen für das Schulfest backen, mit den Kindern Hausaufgaben machen, eine Sitzung mit den Geschäftspartnern abhalten, die Küche streichen, Nietzsche lesen, sich weiterbilden, mehr Fitness in den Alltag integrieren, gesünder kochen und ja, auch noch ins Konzert gehen.

Wenn man sich mehr vornimmt, als man in dem entsprechenden Zeitraum erledigen kann, dann entsteht ein Gefühl der Überforderung.

Das ist ein anderes Wort für Stress. Und dieser innere Druck wird sehr leicht mit Essen abgebaut.

Gegen das Phänomen der Zeitkompression gibt es ein sehr wirksames Heilmittel. Es heißt "Nein"!

Ich hatte die Gartenmetapher bereits im letzten Kapitel vorgeschlagen. Die Idee dahinter ist, sich das eigene Leben wie einen Garten vorzustellen. In diesem Garten gibt es Pflanzen – und Unkraut. Die Pflanzen symbolisieren das, worauf Du Deine Aufmerksamkeit richten möchtest, also das, was Du wünschst, möge wachsen und gedeihen.

Das Wasser, mit dem die Pflanzen bewässert werden müssen, ist Deine Energie, Deine Aufmerksamkeit. Und diese Ressource ist begrenzt, kostbar und kann nicht beliebig vermehrt werden. Sie muss also klug eingesetzt werden.

Du kannst maximal vier oder fünf Pflanzen groß werden lassen. Beispielsweise Familienleben, Fitness, Ernährung oder eine Firma. Aber man kann nicht noch zum fünften Mal das Drama eines Bekannten mitmachen, der aus Versehen heute mal wieder eine Dreiviertelstunde zu spät kommt, nur um dann ausführlich und sinnfrei über die scheinbar unumgänglichen Umstände zu lamentieren, welche ihn zu dieser Verspätung regelrecht gezwungen haben.

Man kann sich nicht vornehmen, endlich aufzuräumen und Ordnung ins Leben zu bringen, und dann zwei Stunden mit einer Freundin telefonieren, die zum vierten Mal einen falschen Partner aufgegabelt hat und unbedingt Deine Hilfe bei der Bewältigung eines absolut vorhersehbaren Dramas braucht, aus dem sie nichts gelernt hat.

Die einzige Möglichkeit, dem Zustand der Zeitkompression zu entkommen, ist, seine Energie so zu investieren, dass man möglichst viel Gegenwert für die investierte Zeit erhält. Damit meine ich nicht, dass Du grundsätzlich unsozial sein solltest und nur auf Dich fixiert bist, aber ich meine, dass es eine gute Idee sein könnte, Beziehungen daraufhin zu überprüfen, ob sie Dir eher Energie nehmen oder Dir eher Energie geben.

Notiere Dir diese Woche die vier oder fünf wichtigsten Pflanzen, von denen Du möchtest, dass sie in Deinem Garten gedeihen. Was soll wirklich wachsen? Worin möchtest Du Zeit und Energie investieren? Und dann finde fünf Sorten "Unkraut". Damit meine ich Energiefresser, die Du abschaffen musst, damit Energie frei wird, um die wichtigen Pflanzen zu bewässern.

Eine Klientin von mir hatte eine Mutter, die regelmäßig unangemeldet vorbeikam, Kuchen mitbrachte, den die Tochter weder essen wollte noch durfte (sie hatte Diabetes), und die Tochter während des gemeinsamen Essens stundenlang in Beschlag nahm.

In dieser Zeit konnte sie dringend erforderliche Aufgaben nicht erledigen und gefährdete somit die Beziehung zu ihrem Mann und ihren Kindern. Unkraut zu jäten kann anstrengend sein, aber manchmal ist das Wort "Nein" ein Zauberwort.

Was sind die wichtigsten Energiefresser in Deinem Leben? Das sind Zusagen, Besuche und Aktivitäten, die Dir keinen echten emotionalen, sozialen, zeitlichen oder finanziellen Gewinn bringen. Oft fühlt man sich danach ausgelaugt, manchmal sogar ein wenig depressiv und müde. Sei ehrlich. Schreibe es auf. Es ist wichtig für den Erfolg dieses Programms, dass Du Unkraut und Pflanzen voneinander unterscheiden kannst.

• • • ● • ● • • •

Die Übung für Woche-8:

• Schreibe in ein Journal, welche vier oder fünf Pflanzen in Deinem Garten gedeihen sollen.

• Notiere ebenfalls in ein Journal, welche fünf Dinge in Deinem Leben die schlimmsten Energiefresser sind.

• Höre jeden Tag einmal die Meditation "Abnehmen mit Hypnose".

• • • ● • ● • • •

WOCHE 9: ICH BIN GENUG

Ein Problem für ständigen Stress ist das Gefühl: "Ich bin nicht genug." Die vermeintliche Lösung, die das Problem jedoch verschlimmert, ist das Wollen. Wir leben im Zeitalter der unbegrenzten Möglichkeiten und somit im Zeitalter des permanenten Wollens.

Und weil wir scheinbar können, wollen wir. Wir wollen. Wir wollen ein Haus, ein Auto, ein Boot, noch ein Haus, noch ein Auto, noch ein Boot.

Wir wollen mehr Bildung, mehr Filme sehen, eventuell einmal die Wiener Philharmoniker dirigieren, noch spiritueller werden und gesünder leben. Wir wollen mehr Sport treiben, mehr für andere da sein und häufiger mit den Kindern spielen. Wir wollen mindestens drei, möglichst vier davon. Natürlich wollen wir neben den vier Kindern auch eine glänzende Karriere und mindestens neunhundert Freunde auf Facebook. Wir wollen ...

Wir wollen allen zeigen, wie nützlich und wertvoll wir sind. Uns selbst und den anderen. Wir wollen sicher sein. Wir wollen endlich genug sein. Im tiefsten Inneren möchten wir einfach nur entspannen. Wenigstens einmal ganz kurz. Aber wir glauben, dass wir noch mehr Autos, Boote, Häuser und Facebook-Freunde brauchen, um uns diese Entspannung zu erlauben.

Dieses ständige "Wollen" ist der unbewusste Versuch, ein negatives Grundgefühl namens "Ich bin nicht genug" zu heilen. Es führt dazu, dass wir immer neue Aktivitäten beginnen, in der unbewussten Hoffnung, dieses quälende Gefühl auf diesem Wege endlich auflösen zu können. Daraus resultiert der Stress ständiger unabgeschlossener, überfordernder Aufgaben.

Eines Tages, so die Überzeugung, wenn ich genug manifestiert und besessen habe – zwei Häuser, zwei Autos und zwei Boote –, werde ich endlich genug sein. An diesem Tag werde ich mich endlich entspannen können. Die Folgen sind das, was der Lehrer Pedram Shojai, wie dargestellt, den Zustand der "Zeitkompression" nennt. Wir verpflichten uns innerlich zu wesentlich mehr Aufgaben, als wir bewältigen können, und geraten so in permanenten Stress.

Deshalb kommt der Moment der Entspannung nie.

Solange das negative Gefühl nicht geheilt ist, bleibt der innere Zweifel bestehen. Nun gut, jetzt habe ich zwei Häuser, zwei Autos und zwei Boote. Aber bin ich wirklich wertvoll genug? Vielleicht sollte ich besser drei Häuser, drei Autos und drei Boote besitzen?

Und schon warten weitere stressige Aufgaben.

• • • ● ● • ● ● • • •

Die Übung für Woche-9:

- Sage Dir so oft wie möglich: "Ich bin genug."

- Auch wenn Du es zu Beginn nicht glaubst, wiederhole es so oft wie möglich.

- Nicht etwa: "Ich bin gut genug." Sondern: "Ich bin genug."

- Höre jeden Tag einmal die Meditation "Abnehmen mit Hypnose".

• • • ● • ● ● • • •

WOCHE 10: ÜBERFORDERUNG REDUZIEREN

Viele Menschen leiden unter einem ständigen Gefühl der Überforderung. Das beruht einerseits auf zu viel Energieverschwendung, wie oben dargestellt, andererseits aber auch auf vermeidbaren Fehlern. Ich möchte Dir daher eine sehr einfache, aber sehr effektive Methode zeigen, mit der sich dieses Gefühl reduzieren lässt. Denn häufig ist es dieses Gefühl, welches zum emotionalen Essen führt.

Hast Du Dich jemals so überfordert gefühlt, dass Du nicht mehr klar denken konntest? Vielleicht hattest Du dieses Gefühl in der Vergangenheit oder erlebst es gerade jetzt. Vielleicht lebst Du in einer Situation, in der Du so viel zu erledigen hast, in der es so viele Aufgaben und Anforderungen in Deinem Leben gibt, dass Du einfach nicht hinterherkommst.

Hier ist eine Lösung, von der ich weiß, dass sie Dir helfen wird. Ich möchte Dir eine mentale Übung anbieten, die Deine geistigen und emotionalen Fähigkeiten stärken wird. Bevor man dem Gefühl der Überforderung aber effektiv begegnen kann, muss man verstehen, wie es entsteht.

Stell Dir ein Wasserglas vor, das Du immer weiter füllst, bis es überläuft. Ähnlich wie ein Wasserglas funktioniert auch der Arbeitsspeicher des Gehirns. Je mehr man versucht, sich zu merken, was man alles noch tun muss, desto überforderter wird dieser Arbeitsspeicher. Das daraus resultierende Gefühl nennt man Überforderung.

Zunächst übernimmt man einfach zu viele Aufgaben. Dann versucht man auch noch, sich all das zu merken.

Überforderung entsteht also weniger durch die Anzahl der Aufgaben als durch den Versuch, sich alle Aufgaben im Arbeitsspeicher zu merken. Irgendwann ist das Glas voll. Das Gefühl, überfordert zu sein, wird also bei vielen Menschen dadurch ausgelöst, dass sie zu viel denken und sich zu viele anstehende Aufgaben im Arbeitsspeicher ihres Gehirns befinden, die sie erledigen wollen oder müssen.

Eine mentale Übung, die das ändern kann und die ich hier mit Dir teilen möchte, wird "Fractionalizing" genannt. Sie ist ganz einfach: Nimm Dir ein Blatt Papier und schreibe alles auf, was Du erledigen willst oder musst. Notiere es dir. Das entlastet den Arbeitsspeicher sofort, denn nun muss sich das Gehirn nicht mehr alles merken. Allein der Vorgang, sich alles aufzuschreiben, was man noch tun muss oder will, und es dann auf einen Blick zu sehen, reduziert das Gefühl, überfordert oder überwältigt zu sein, unmittelbar um mindestens die Hälfte.

Im nächsten Schritt suchst Du Dir die drei Aufgaben von dieser Liste aus, die am dringendsten zu erledigen sind. Wähle die Aufgaben aus, die innerhalb der nächsten 24 Stunden erledigt sein müssen. Trage diese Aufgaben in Dein Handy oder Deinen Kalender ein.

Wenn Du diese drei Aufgaben erledigt hast, suchst Du Dir die nächsten drei Aufgaben aus, die erledigt werden müssen. Mache das so lange, bis Du die Liste abgearbeitet hast.

Das Resultat dieser Methode ist, dass das Gehirn beginnt, den Arbeitsspeicher zu leeren, wodurch Stress und Überforderung sofort abgebaut werden. Du hast das Gefühl, alles erledigen zu können, was ansteht. Hinzu kommt, dass Du anhand dieser Liste auch überprüfen kannst, ob Du Dir vielleicht zu viele Aufgaben vorgenommen hast.

Denke noch einmal an die Gartenmetapher aus den vorangegangenen Kapiteln. Wo könntest Du das berühmte Wort "Nein" gebrauchen und welche Aufgaben können reduziert werden?

• • • ● ● ● ● • • •

Die Übung für Woche-10:

- Notiere drei Aufgaben in Dein Journal und erledige sie.

- Dann schreibe Dir die nächsten Aufgaben auf, bis alles erledigt ist.

- Höre jeden Tag einmal die Meditation "Abnehmen mit Hypnose".

• • • ● ● • ● ● • • •

WOCHE 11: SELBSTREGULATION

In einer Welt, in der es jederzeit möglich ist, mithilfe von ungesundem oder krankmachendem Essen schmerzhafte oder belastende Gefühle zu regulieren, ist korrektes Wissen allein nicht die Lösung für jedes Thema, das mit dem Essen zusammenhängt. Es braucht auch die Fähigkeit zur emotionalen Intelligenz. Ein anderes Wort dafür ist "Selbstregulation".

Was ist damit gemeint?

• • • ● • ● • • •

Selbstregulation umfasst folgende Fähigkeiten:

Wichtig ist, dass wir erkennen, wann unsere Gefühle die Kontrolle übernehmen.

Es ist wirklich entscheidend zu wissen, ob man wütend, ärgerlich, glücklich oder übermäßig erregt ist, wenn man eine Essensentscheidung trifft. Dieses Wissen gehört zur Fähigkeit der Selbstwahrnehmung.

Die Heilung in der Beziehung zum Essen liegt nicht darin, eine perfekte Art des Essens zu entwickeln und von nun an alles richtig zu machen. Immer dann, wenn wir versuchen, unser Essen kognitiv und mit Mathematik zu kontrollieren, allzu häufig zu industriell verarbeiteten Lebensmitteln greifen, uns zu viele Gedanken über die nächste Mahlzeit machen oder zu verhindern versuchen, überhaupt irgendetwas zu essen, liegt diesem Verhalten immer ein Gefühl zugrunde, eine Erfahrung, die noch nicht ausreichend verarbeitet wurde.

Das hängt eng mit der Reihenfolge zusammen, in der unser Gehirn Informationen verarbeitet. Wenn wir diese kennen, können wir viel bessere Entscheidungen treffen, weil wir über viel mehr von dem verfügen, was auch als "Selbstregulation" bezeichnet wird.

• • • ● • ● • • •

Frontallappen

Ermöglicht die Fähigkeit, rational zu denken,
aufsteigende Impulse zu hemmen.
Was kann ich daraus lernen? = 3

Limbisches System

Gefühle werden erzeugt und verarbeitet.
Werde ich geliebt? = 2

Hirnstamm

Schätzt sensorischen Input daraufhin ein,
ob die Situation sicher ist oder nicht.
Bin ich sicher? = 1

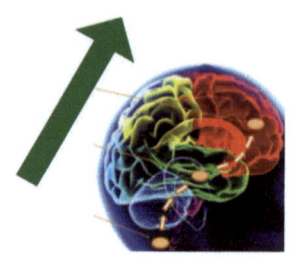

Die Reise eines Sinneseindrucks
durch das Gehirn: von unten
nach oben, von alt zu neu!

Abbildung 3: der Weg eines Sinneseindrucks durch das Gehirn.

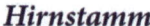

Auf diesem Bild sind die Frontallappen der rote Bereich. Die Pfeile zeigen den Weg, den jeder Sinneseindruck durch das Gehirn nehmen muss. Die Reise eines Sinneseindrucks oder einer Erinnerung beginnt nämlich ganz unten im Hirnstamm.

Rationale Entscheidungen können wir jedoch erst ganz oben, mithilfe der Frontallappen, treffen.

Damit auf einen Sinneseindruck oder eine Erinnerung rational reagiert werden kann, muss ein Sinneseindruck durch das gesamte Gehirn wandern und dabei das limbische System passieren. Hier wird er emotional "eingefärbt", d. h., es wird mithilfe des Gedächtnisses überprüft, ob etwas Ähnliches schon einmal da war und ob es gefährlich, ungefährlich, lustvoll oder schmerzhaft war. Macht der Sinneseindruck Angst? Macht er wütend? Das entscheidet das limbische System.

Erst dann wandert der Sinneseindruck weiter nach oben. Inzwischen hat er aber schon Gefühle ausgelöst, die sehr mächtig sein können und wiederum neue Essentscheidungen auslösen, wenn wir uns dieser Gefühle nicht bewusst werden.

Viele Verhaltensweisen werden automatisch und ohne Einfluss des Frontallappens ausgelöst, weil ein Sinneseindruck oder eine Erinnerung eine emotionale Reaktion hervorruft.

Der Frontallappen ist fähig, den Impuls, auf Basis der ausgelösten Gefühle zu handeln bzw. zu essen, zu hemmen – wenn er denn erreicht wird. Er ist in der Lage, die Gefühle wahrzunehmen und eventuell automatisierte, gewohnheitsmäßige Abläufe zu stoppen.

Das kann er aber nur, wenn er einbezogen wird, was Zeit braucht. Der Unterschied zwischen der Zeit, in der ein Impuls das limbische System erreicht, und der Zeit, in der er zum Frontallappen weiterwandert, beträgt zwischen einer Drittel- und einer halben Sekunde. Das ist zu kurz, um es bewusst wahrzunehmen, und dennoch kann diese kurze Zeitspanne über unser Lebensglück entscheiden.

Nur wenn wir uns die Zeit geben, die Information oben anzukommen und zu verarbeiten, können wir diesem Gehirnteil die Chance geben, seine Aufgaben zu erfüllen. Auch wenn wir immer dann gegessen haben, wenn wir wütend oder ängstlich waren, ist der

Frontallappen fähig, dieser Gewohnheit zu widerstehen. Solange, bis diese Gewohnheit wirksam abgebaut wurde.

Wenn eine Entscheidung getroffen wurde, müssen die entsprechenden Impulse durch das gesamte Gehirn zurückgeschickt werden, um den Körper zu erreichen. Die einmal getroffene Entscheidung bezüglich eines bestimmten Verhaltens muss noch einmal durch das limbische System, bevor wir handeln können. Deshalb reagieren Menschen häufig so emotional. Jeder Impuls muss zweimal durch einen Bereich, den die Spanier auch "Crazytown" nennen, geleitet werden.

Dieses Modell hat vielen Menschen, die sich selbst stark verurteilen, weil sie sich nicht ausreichend kontrollieren oder regulieren können, bereits sehr geholfen. Sie erkennen dann, dass die Frontallappen, der Gehirnteil, mit dessen Hilfe sie sich kontrollieren können, häufig gar nicht ausreichend informiert sind. Es kann nämlich sehr gut sein, dass Impulse die Frontallappen gar nicht erreichen, bevor das Handeln einsetzt. Ein Impuls kann, wie gesagt, die Frontallappen erreichen, bevor das Handeln beginnt, muss aber nicht.

Etwas, das die Reise eines Impulses durch das ganze Gehirn bis nach oben blockiert, ist der Versuch, ein bestimmtes Gefühl zu vermeiden und es nicht fühlen zu müssen. Das blockiert die Reise des Impulses und er bleibt leider dort hängen, wo er am meisten Schaden anrichten kann: im limbischen System und im Reptiliengehirn. Die höheren Hirnteile werden gar nicht mehr informiert.

Das bedeutet, dass man ein bestimmtes Gefühl bewusst nicht fühlen möchte. Der größte Teil der Arbeit besteht darin, herauszufinden, wann man beginnt, ein Gefühl zu vermeiden. Ein Ansatz ist, sich des inneren Dialogs bewusst zu werden, den man führt. Es geht darum, immer besser wahrzunehmen, wann man getriggert wird und automatisch eine Handlung ausführt, um ein bestimmtes Gefühl zu vermeiden. Sobald man das Gefühl bewusst bemerkt, kann man sich 90 Sekunden Zeit nehmen, um in dieses Gefühl zu atmen und es wahrzunehmen.

Immer dann, wenn wir uns überessen, hastig essen, viel essen, "falsch" essen, hungern oder uns erbrechen, vermeiden wir ein bestimmtes Gefühl. Der Weg hinaus ist nicht, sich erneut zu bestrafen, sobald man bemerkt, dass man aus lauter Gefühlsangst wieder etwas isst oder nicht isst.

Der Ausweg ist, sich zu sagen: "Oh, jetzt erwische ich mich gerade wieder dabei, wie ich ein bestimmtes Gefühl nicht fühlen wollte", und dann 90 Sekunden in dieses Gefühl hineinzuatmen, einfach einzuatmen, auszuatmen, das Gefühl zuzulassen, ohne darauf zu reagieren, ohne es auszuagieren, sondern es einfach 90 Sekunden zuzulassen. Und das gilt nicht nur während der Zeit der Gesundung von Essmustern, Alkohol oder Zigaretten, sondern das ganze Leben lang.

· · · ● ● · ● ● · · ·

Die Übung für Woche-11:

- Wenn Du Dich dabei ertappst, wie Du routiniert Schokoriegel isst, Weinflaschen öffnest oder Zigaretten rauchst, halte für 90 Sekunden inne und atme bewusst in das Gefühl hinein, das Du gerade hast. 90 Sekunden, mehr nicht.

- Am Anfang kannst Du Dir einen Timer stellen. Warte 90 Sekunden. Und dann darfst Du tun, was Du möchtest.

- Notiere Dir die Ergebnisse in ein Journal.

- Höre jeden Tag einmal die Meditation "Abnehmen mit Hypnose".

• • • • ● • ● • • •

WOCHE 12: WILLENSSCHWÄCHE

Wenn etwas zum Selbsthass vieler Essgestörter oder Übergewichtiger beigetragen hat, dann ist es der (Selbst-)Vorwurf, willensschwach zu sein.

Dieser Vorwurf hat auch zu der ständigen, nagenden Frage geführt: *Was ist falsch mit mir?*

In diesem Kapitel möchte ich Dir zeigen, dass ein geschwächter Wille die Folge eingefrorener Emotionen ist und nur durch das Auflösen dieser Emotionen geheilt werden kann – ganz sicher nicht durch noch mehr Trauma und Selbstbeschimpfung.

Körper und Gehirn verarbeiten Informationen je nach psychosozialem Zustand völlig unterschiedlich.

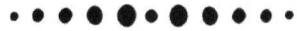

Unkontaminierte Informationsverarbeitung

Ein Sinneseindruck hat das Recht, durch das ganze Gehirn zu reisen. Er wird durch das limbische System geschleust, im Gedächtnis überprüft und erreicht schließlich den Frontallappen sowie jene Bereiche des Gehirns, die auch als höheres Selbst bezeichnet werden. Genau wie im letzten Kapitel geschildert.

Mithilfe eines klaren Selbst, das weitgehend unbeeinflusst von der Vergangenheit ist, wird das externe Geschehen überprüft. Dadurch ist ein klarer Realitätskontakt möglich und Handlungsentscheidungen werden authentisch, also im Kontakt mit dem eigenen inneren Selbst, getroffen und umgesetzt.

Sie sind situationsangemessen und erhalten oder fördern Beziehungen bzw. ermöglichen angemessene Ernährungsentscheidungen. Auch das Ego leistet einen Beitrag: Die Handlungsentscheidungen werden auf plausible Gründe und die Folgen für das Individuum überprüft.

Das Resultat ist, dass wir das Gefühl haben, einen freien Willen zu haben, und dass wir entsprechend unserer Intention handeln können.

• • • ● • ● • ● • •

Kontaminierte Informationsverarbeitung

In diesem Fall kommt der Impuls mit "eingefrorenen", also unverarbeiteten, alten Emotionen in Kontakt. Das limbische System und das Reptiliengehirn übernehmen und bestimmen das Geschehen.

Nun werden alte, längst vergangene Stressreaktionen wieder wach und wir agieren nicht mehr angemessene Lösungen aus. Wie bei einer Schallplatte werden dieselben Emotionen und mit ihnen dieselben Verhaltensweisen immer wieder abgespielt.

In diesem Zustand ist eine Selbstregulation, also die Regulation der Emotionen und der entsprechenden Verhaltensweisen, sehr schwer. Wir reagieren reaktiv statt proaktiv. Es werden langfristig sehr kostspielige und möglicherweise unsichere Verhaltensweisen gewählt. Die Ursache sind eingefrorene Emotionen: Ursprünglich wurde einmal ein Gefühl von Hoffnungslosigkeit erlebt, das jedoch nicht bewusst gefühlt wurde, da man dachte, es sei zu intensiv, um es auszuhalten.

In Situationen, in denen man eigentlich wieder Hoffnungslosigkeit fühlen würde, wird nun häufig Wut gelebt. Das ist ein stärkeres Gefühl. Damit wird die Hoffnungslosigkeit jedoch nicht erfahren und somit auch nicht verarbeitet. Sie bestimmt unser Handeln jedoch sehr viel mehr, als uns lieb und bewusst ist.

Die Folgen sind: Die Realität wird nur noch unscharf wahrgenommen, durch die Linse alter Erlebnisse. Zudem ist der Wille jetzt sehr stark limitiert. Er wird regelrecht ausgeschaltet. Das ergibt

Sinn, wenn man bedenkt, dass standardisierte Verhaltensweisen früher sicherer waren als neue und kreative. Heute ist es nicht mehr so, aber unser Gehirn hat sich noch nicht vollständig angepasst.

Die Frage, die uns aus der Misere herausführen wird, ist nicht: "Was ist falsch mit mir?" sondern: Was ist mir geschehen und wie habe ich mich dabei gefühlt?

Wenn die Emotionen endlich verarbeitet wurden, können wir wieder häufiger zur unkontaminierten Informationsverarbeitung zurückkehren.

● ● ● ● ● ● ● ● ● ●

Die Übung für Woche 12:

- Wir sind alle sehr geübt darin, die falschen Fragen zu stellen. Es muss geübt werden, bessere Fragen zu stellen. Aber mit der Zeit wird es einfacher!

- Frage Dich nie mehr: "Was ist mit mir falsch?"

- Stelle Dir stattdessen die Frage: "Was ist mir geschehen?"

- Höre jeden Tag einmal die Meditation "Abnehmen mit Hypnose".

· · · ● · ● · · ·

WOCHE 13: ESSEN UND MEME

W as ist ein Mem? Ein Mem ist ein Begriff für eine Gedanken-
bzw. Bedeutungseinheit. Ein Mem ist ein Glaubenssatz, der
von Kopf zu Kopf springt, weil Menschen miteinander reden. So teilen
sich Menschen Bewältigungsmuster für Erfahrungen.

Das hat ungeheure Vorteile. Wenn Erfahrungen potenziell tödlich
sein können, ist die Fähigkeit, voneinander zu lernen, wie man diese
Erfahrungen bewältigt, ein entscheidender Vorteil. Was jedoch ein
Vorteil sein kann, wird zum Nachteil, wenn diese Bewältigungsmuster
nicht mehr angebracht sind.

Der ursprüngliche Begriff geht auf den Genetiker Richard Dawkins
zurück, der ihn analog zum Begriff des Gens entwickelte. Genauso
wie Gene weitergegeben werden, verbreiten sich auch Gedanken wie
Energieeinheiten. Sie springen, wie dargestellt, von Kopf zu Kopf.

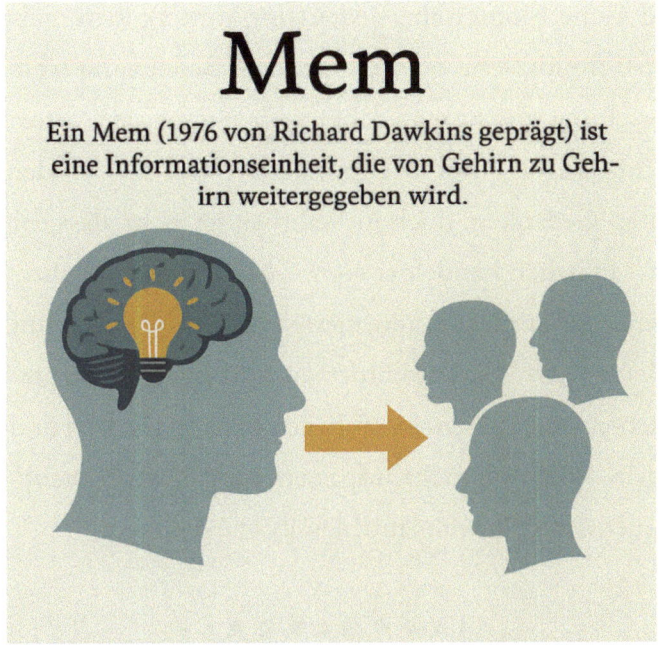

Abbildung 4. Meme und Gene. Dieses Bild wurde mithilfe von KI erstellt, ich bitte die falsche Trennung von "Geh-irn" zu entschuldigen.

• • • • • • • • • •

Meme verbreiten sich im sozialen Kontakt wie Viren. Jemand beginnt, etwas zu glauben, zu erfinden oder für gut und richtig zu halten, und gibt es weiter. Andere glauben es, geben es ihrerseits weiter und so breitet sich das Gedankengut in Form von Memen aus.

Meme sind Replikatoren, genau wie Gene. Replikatoren heißen so, weil sie eine bestimmte Bedeutung kopieren, erhalten und weitergeben.

Während Gene biologische Bedeutung weitergeben, geben Meme soziale, psychologische oder emotionale Bedeutung weiter. In der Mem-Forschung spricht man daher auch von sozialer Ansteckung.

Der Empfänger eines Mems hat das Gefühl, er denke einen bestimmten Gedanken, doch in Wahrheit ist es so, dass der Gedanke ihn denkt. Plötzlich handelt er so, wie das Mem es möchte. Indem er mit anderen im Sinne der adoptierten Weltsicht kommuniziert, gibt er das Mem weiter. Gedankenformen sind Energieeinheiten, die sich verwirklichen – im Fühlen, im Wahrnehmen, im Denken und natürlich im Handeln. Wenn wir nicht aufpassen, werden wir gedacht – genau in dem Moment, in dem wir glauben, selbst zu denken.

· · · ● · ● · ● · · ·

Du fragst Dich jetzt vielleicht: Was haben Meme mit dem Essen zu tun?

Sehr viel! Meme steuern unser Essverhalten sehr direkt. Sie sind das Mittel der Wahl der Nahrungsmittelindustrie. Oft wurden sie uns von wohlmeinenden Eltern oder Großeltern eingepflanzt, die sie wiederum irgendwo aufgeschnappt hatten. Die Energie wirkt durch sie hindurch und das Mem wird an die nächste Generation weitergegeben.

· · · ● · ● · ● · · ·

Der Schinken und die Pfanne

Es gibt einen Witz, der diesen Prozess sehr gut beschreibt:

Zu Zeiten, als Frauen noch kochten und Männer aßen und lobten, heiratete eine junge Frau und briet ihrem neuen Gatten einen fantastischen Schinken. Dem lief das Wasser im Munde zusammen. Doch jedes Mal, wenn der Schinken auf den Tisch kam, bemerkte er, dass vorne und hinten ein Stück abgeschnitten war.

"Warum schneidest Du immer ein Stück vom Schinken ab, vorne und hinten?", fragte er.

"Das habe ich von meiner Mutter so gelernt", antwortete die junge Frau.

Am nächsten Sonntag besuchte man die Mutter und fragte sie: "Warum hast Du immer vom Schinken vorne oder hinten ein Stück abgeschnitten?"

"Habe ich von meiner Mutter so gelernt." antwortete die Mutter der jungen Frau. Also suchte man die Großmutter auf und fragte sie nach den abgeschnittenen Schinkenstücken.

"Tja", sagte diese, "als ich heiratete, hatte ich eine zu kleine Pfanne. Daher musste ich immer vorne und hinten ein Stück vom Schinken abschneiden.

Das illustriert genau die Wirkung von Memen.

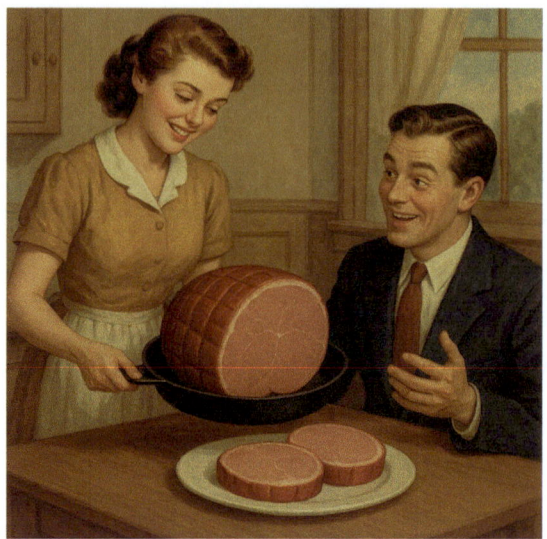

Abbildung 5: Manche Witze bringen es auf den Punkt.

• • • ● • ● • ● • • •

Meme und Gene

In seinem Buch "Das egoistische Gen" analysiert Richard Dawkins, was Menschen eigentlich fundamental vom Tier (und dessen instinktivem Verhalten) unterscheidet. Er kam zu dem Schluss, dass der zentrale Unterschied in dem liegt, was wir "Kultur" nennen. Und Kultur beruht auf der Verfügbarkeit von Sprache.

Menschen leben – anders als Tiere – in zwei Welten. In der physischen und in der mentalen Welt. Laut dem Historiker Yuval Noah Harari ist der Grund, warum der Homo sapiens alle anderen Menschenarten auslöschte und schließlich den Erdball vollständig dominierte, dass er über die Fähigkeit zur Sprache verfügt.

Primatologen haben herausgefunden, dass bereits Affen in der Lage sind, andere Mitglieder ihrer Gruppe zu warnen, indem sie bestimmte Laute ausstoßen. Sie können "sagen": "Hey, hier ist ein Tiger". Allerdings müssen sie erstens warten, bis sie den Tiger konkret gesehen haben, und können zweitens nur ganz bestimmte Laute wählen.

Der Homo sapiens war das erste "Tier", das über ein ausreichend großes Gehirn verfügte, um ein abstraktes Konzept namens "Tiger" zu bilden. Er konnte sagen: "Hey, Leute, heute Morgen war ich am Fluss und dort war ein Tiger." Diese Fähigkeit verbesserte seine Überlebenschancen und machte ihn zu dem, was er heute ist.

• • • ● • ● ● • •

Meme und die Fähigkeit, Zeit zu sparen

Die Fähigkeit zur Sprache ermöglichte es uns, Kultur zu entwickeln. Der Philosoph Alfred Korzybski sprach von "Timebinding", der Fähigkeit, "Zeit" zu binden. Was meinte er damit?

Wenn ein Vogel geboren wird, heranwächst und beginnt, die nächste Generation zu erzeugen, muss er zunächst lernen, wie man ein Nest baut. Seine Instinkte geben es ihm zwar vor, aber die Erfahrung lehrt ihn, wie man ein Nest so im Baum platziert, dass es nicht herunterfällt.

Die meisten Vögel können eine einmal erlernte Fähigkeit jedoch nicht an die nächste Generation weitergeben. Sie fangen da an, wo auch die vorige Generation angefangen hat. Außerhalb der genetischen Evolution gibt es bei Tieren keine weitere Entwicklung.

Der Mensch hingegen kann eine Erfahrung machen und sie in Form von Symbolen speichern. Als Pläne, als Schriften, als Videos und Audios. So kann er sagen: "Baue ein Haus so und so." Er kann der nächsten Generation vermitteln, was sie tun soll. Die nächste Generation kann auf den Erfahrungen der vorherigen aufbauen. So spart sie Zeit. Das Haus wird gebaut und hält, weil die vorherige Generation gelernt hat, wie man die Statik ausrechnet.

Da der Hausbau nicht mehr so viel Zeit kostet, wird Lebenszeit gespart. Die Lebenszeit der letzten Generation war in Symbolen gebunden – in Formeln, Schriften und Aufzeichnungen, mit anderen Worten: in Memen. Die gesparte Lebenszeit kann für Weiterentwicklung genutzt werden.

Jede Generation spart mehr Zeit und kann so mehr zur Weiterentwicklung und zu einem besseren Leben künftiger Generationen beitragen. Wer nicht mehr seine Tage mit dem Waschbrett verbringen muss wie unsere Urgroßmütter, kann vielleicht Artikel schreiben oder Webseiten programmieren, die anderen Menschen weiterhelfen.

Wenn der Computer einmal erfunden und das Internet installiert ist, kann die nächste Generation darauf aufbauen. Korzybski nannte dies "Zeit binden". Voraussetzung dafür ist die Fähigkeit, Erfahrungen in Sprache oder andere Symbole zu übersetzen.

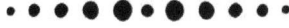

Sprache und die Fähigkeit zur Sprache haben jedoch auch eine dunkle Seite. Mithilfe der Sprache konnten Menschen sogenannte normative Regeln, also soziale Regeln, herstellen. Einige Menschen konnten anderen vorschreiben, was sie tun "sollen".

- Wir sollen dünn sein!

- Wir sollen uns so und so kleiden!

- Wir sollen jemanden heiraten, der zu unserem Kulturkreis gehört.

- Wir sollen von 9 bis 17 Uhr arbeiten und erst später in Rente gehen!

- Wir sollen ...

Menschen haben häufig das Gefühl, sozial gemachte Regeln wären so etwas wie Naturgesetze, die man einhalten muss. Sie halten Meme für immer gültig und wahr und zweifeln sie nicht an. Ob einem das nun schadet oder nicht.

Wenn man anfängt, Meme infrage zu stellen, sitzt man plötzlich selbst am Steuer. Man kann aber seinen Geist nutzen, um Fragen zu stellen. Der Begriff der Meme ist daher so wichtig: Er besagt nichts anderes, als dass man Wahrheiten, die gar keine sind, auch infrage stellen darf. Regeln unter Menschen sind nicht wahr, sondern "nur" kulturell vereinbart. Manchmal mit friedlichen Mitteln, manchmal mit Waffengewalt.

Steve Jobs, der Gründer der Firma "Apple", hat gesagt: "Regeln werden von Menschen gemacht, die meist nicht schlauer sind als du."

• • • ● ● • ● • • •

Die Welt im Kopf

Die Fähigkeit zur Sprache ermöglichte es dem Menschen, eine neue Welt zu erschaffen – eine Welt innerhalb seines Kopfes. Über Jahrtausende glaubte der Mensch – und viele tun das bis heute – dass die innere Welt die äußere exakt abbildet. Das ist jedoch nicht wahr! Die Welt innerhalb des eigenen Kopfes ist eine abstrakte Welt der Schlussfolgerungen, die aus Erfahrung abgeleitet wird.

Wir können sagen: "Ich sah einen Tiger und er war schön." "Schön" ist ein Urteil, eine Schlussfolgerung und Wertung. "Schön" kann man außerhalb seiner Haut nicht sehen. Sehen kann man nur das gestreifte Fell und den Tiger selbst. Wenn wir die Wertung "schön" treffen, dann benennen wir damit die Gefühle, die der Tiger in uns ausgelöst hat. Wir beschreiben etwas, das in uns selbst stattgefunden hat. Objekte wie "Liebe" oder "Schönheit" kann man aber nicht sehen. Sie existieren nur innerhalb der Sprache, folglich innerhalb unseres Kopfes.

Die Gefahr der Welt im Kopf besteht darin, dass wir anfangen, sie für genauso real zu halten wie die physische Welt um uns herum. Dann werden wir von den Bedeutungen in unserem Kopf gelebt. Sie sind viel wirksamer, als wir annehmen. Wenn wir bemerken, dass wir diese Welt mit Bildern und Sprache erschaffen haben, ist dies der Beginn, sie auch zu verändern. Wir sind ihr dann nicht mehr ausgeliefert. Die Meme, die uns nicht nützen, verlieren ihre übermächtige Bedeutung.

Warum glauben wir Memen?

Wir akzeptieren sie, weil sie unser Verhältnis zur Welt vereinfachen: Sie beschreiben und deuten die Welt für uns und sind unsere Landkarten. Mit diesen Landkarten versuchen wir, uns in der Welt zurechtzufinden. Das ist auch der Grund, warum Meme sehr häufig intensiv verteidigt werden, wenn sie von anderen Menschen oder Gruppen infrage gestellt oder angegriffen werden. Wir haben zu große Angst, unsere Orientierung zu verlieren.

Meme verhalten sich wie unbewusste Programme. Sie bestimmen unser Verhalten, und das Gefährliche ist: Wir atmen sie ein, bevor wir überhaupt merken, was wir tun.

Plötzlich unterliegen wir dem Zeitgeist: Wir möchten wie Twiggy aussehen, wir brauchen unbedingt eine neue Spielkonsole und wir glauben fest daran, dass wir dreimal am Tag eine hochkalorische Mahlzeit essen müssen, da unser Blutzuckerspiegel sonst umgehend ins Bodenlose sackt und wir sofort tot umfallen. Das ist natürlich übertrieben, aber so funktionieren Meme. Wir stecken uns mit Memen an, genauso wie wir uns mit einer Krankheit anstecken, weil wir einen echten, gefährlichen Virus in unseren Körper hineinlassen.

Ein Mem im Zusammenhang mit Essen ist beispielsweise die Vorstellung, dass alle Lebensmittel gleich auf unser Gehirn wirken, dass es zwischen der Wirkungsweise einzelner Lebensmittel keinerlei Unterschiede gibt und man deshalb "fähig" sein sollte, alles zu essen.

Nun ist dies ein Mem, das neurowissenschaftlich klar widerlegt ist, aber dennoch wird es überall verbreitet.

Dieses Mem ist ein Lieblingsmem der Nahrungsmittelindustrie und wir "denken" plötzlich so, ohne uns diesen Gedanken als bewusst in die Welt gesetztes Mem zu verdeutlichen. Meme werden sehr schnell inhaliert und es kostet sehr viel Arbeit, sie wieder loszuwerden.

Weitere Meme sind die Bedeutung einzelner Lebensmittel: Ist es ein Genuss, Zucker zu essen, einen Genuss, den man sich "erlauben" sollte? Tatsache ist, dass sich die Geschmacksnerven bereits nach wenigen Tagen ohne Zucker regenerieren und vieles, was man vorher genossen hat, dann zu süß wirkt. Aber das kulturelle Mem bestimmt, dass man Zucker mögen muss – egal, ob er schadet oder nicht.

Du hast sicher schon einmal bemerkt, wie häufig von einem niedlichen kleinen "Cheating"-Tag gesprochen wird. Man muss sich doch mal was gönnen, sonst schlägt man irgendwann hemmungslos zu. Sonst kommt eine Essstörung.

Es hat die Nahrungsmittelindustrie viel Geld und Zeit gekostet, die Angst vor Essstörungen so zu schüren, dass wir glauben, diese Krankheit werde dadurch ausgelöst, dass jemand am Essen spart. Das war zweifellos eine Marketing-Meisterleistung, hat aber praktisch nichts mit der menschlichen Biologie zu tun.

Der amerikanische Ernährungspsychologe Marc David kritisiert regelmäßig das "Schlankheitsmem". Wenn jemand seit dreißig Jahren diätet und damit keinen Erfolg hat, sucht er an der falschen Stelle.

Ein kulturelles Mem, das sich in den Köpfen der meisten Frauen und Männer wiederfindet, ist jedoch, dass man einen Partner bekommt und das Leben in Ordnung kommt, wenn man schlank ist und ein bestimmtes Gewicht erreicht hat.

Also wird dreißig Jahre oder länger versucht, das Problem dort zu lösen, wo die Kultur suggeriert, dass es zu finden ist. Wenn man nur diese Diät einhält oder jene ... und weiterhin außen sucht, was eigentlich nur innen zu finden ist, dann klappt es unglücklicherweise nicht – aber vielleicht mit der nächsten Diät?

Meme und soziale Regeln wirken so stark, weil wir ihnen glauben. Wem oder was wir glauben, halten wir für wahr und zweifeln es nicht mehr an. In der Mem-Forschung heißt es, dass wir unsere Glaubenssätze nicht selbst entwickelt haben, sondern dass sie uns geprägt haben. Wir haben sie von anderen Menschen übernommen, ohne sie je zu hinterfragen.

Wie wir Meme übernehmen

Indoktrination während der Kindheit

In den ersten sieben Lebensjahren saugen wir Regeln völlig unkritisch auf. Unser Gehirn ist noch nicht in der Lage, Regeln auf einer abstrakten Ebene zu relativieren und infrage zu stellen.

In diesen Jahren lernen wir sehr viel und glauben alles, was wir lernen – unabhängig davon, ob es wahr ist oder völliger Unsinn, ob es uns hilft oder schadet. Wir haben in diesen ersten sieben Jahren keine Chance. Unser Gehirn funktioniert noch nicht wie das eines Erwachsenen.

• • • ● • ● • • •

Autoritätsfiguren

Autoritätsfiguren, besonders solche, von denen wir abhängig sind, können Meme auf eine sehr kraftvolle Art und Weise weiterreichen. Viele dieser Regeln sind nützlich und helfen uns, im Leben weiterzukommen. Aber gerade weil wir von Eltern- und Lehrerfiguren abhängig sind, haben diese Menschen auch die Möglichkeit, Meme weiterzureichen, mit deren Hilfe sie uns dauerhaft abhängig machen oder manipulieren können.

Hier einige Beispiele: Liebe Kinder sind niemals auf Vati oder Mutti wütend! Hässliche Frauen sollten daheim im Elternhaus bleiben und sich um ihre alten Eltern kümmern! (Solche Meme wurden mir berichtet.)

Der Selbstmord eines Elternteils bedeutet, dass das Kind schuld ist und deshalb nie wieder glücklich werden darf. Das sind furchtbare Memes, aber solche Memes werden leider auch weitergegeben.

Autoritätsfiguren geben oft Meme weiter, an die sie selbst glauben, auch wenn diese für sie ungesund oder schädlich sind. Dann werden sie nicht aus Eigennutz, sondern aus dem Bedürfnis heraus weitergegeben, dem anderen zu helfen. "Iss mein Kind, nur wer kräftig frühstückt, kommt gut über den Tag!"

• • • • ● • ● • • •

Das Bedürfnis, dazuzugehören

Ein wesentlicher Grund, warum wir Meme akzeptieren, ist, dass wir dazugehören wollen. Als Menschen sind wir Herdentiere. Wir brauchen das Gefühl, zu einer Herde, zu einer Gemeinschaft oder zu einer Familie zu gehören. Dies ist durch unseren Überlebenstrieb gesteuert. Aus diesem Grund beginnen wir, Dinge zu glauben, Meme zu glauben, die wir nicht glauben würden, wenn wir nicht Teil dieser Gemeinschaft sein wollten.

Am deutlichsten wird das im Bereich der Sekten. Die Forschung zum Thema "Gruppen" hat jedoch auch gezeigt, dass Menschen in Gruppen Dinge tun oder glauben, die sie allein nicht tun oder glauben würden. Ein Beispiel ist, dass es richtig und in Ordnung ist, andere Menschen zu belügen, zu benutzen oder zu verdrängen, solange es dem Erhalt der Gemeinschaft dient. Während der langen Zeit der Evolution waren Menschen fast immer von Gemeinschaften abhängig. Der Erhalt der Gemeinschaft hatte daher Vorrang vor dem Wohlbefinden des Einzelnen. Und das gilt häufig bis heute.

"Social Proof" – wenn die anderen es auch tun

Dies ist eine äußerst wirksame Art und Weise, Meme zu installieren. Wir sehen, dass alle anderen die neueste Mode tragen, dies oder jenes essen, diese oder jene Musik hören und sich so oder so verhalten. Dies gilt natürlich auch für das Essverhalten in Familien. "Wir" essen kein Fleisch, "wir" können uns teure Lebensmittel leisten, "wir" können uns nur billige Lebensmittel leisten, "wir" essen dreimal am Tag, "wir" essen nie vor dem Fernseher/"wir" essen immer vor dem Fernseher …

Es gibt viele Essregeln in Familien. Wir lernen in Familien essen, wir lernen, wie, wann und was man isst, und wir glauben, dass man ein bestimmtes Gewicht haben muss, weil alle in der Familie es haben.

Aber hier die gute Nachricht: Meme kann man entschärfen. Man kann die "Undo"-Taste drücken und aufhören, ihnen zu glauben. Wie das geht, zeige ich Dir im nächsten Kapitel. Aber es braucht Deine Bereitschaft, auf dem Fahrersitz Deines Autos Platz zu nehmen.

• • • ● ● • ● • • •

Die Übung für Woche-13:

- Notiere in ein Journal alles, was Dir einfällt, was Du über Dich und das Essen gelernt hast.

- Was haben Dir Mutter oder Vater beigebracht, wenn es ums Essen geht?

- Was glaubst Du in Bezug auf Hunger und Sättigung?

- Es geht hier nicht um Wahrheit oder Richtigkeit. Es geht darum, dass Dir Deine Meme bewusst werden.

- Höre jeden Tag einmal die Meditation "Abnehmen mit Hypnose".

• • • ● ● • ● • • •

WOCHE 14: EIN MEM ENTSCHÄRFEN

Im letzten Kapitel zum Thema "Meme" habe ich diese und ihre Wirkung auf unser Denken, Fühlen und Verhalten dargestellt. Heute möchte ich beschreiben, wie man Meme entschärft, sobald man sie erkannt hat. Damit ist gemeint, ein Mem in Bezug auf das eigene Verhalten unwirksam zu machen.

Der erste – und meist auch schwierigste – Schritt ist es, ein Mem als solches zu erkennen und zu benennen.

Sobald dies gelungen ist, können die folgenden fünf Fragen helfen. Sie sind nicht nur in Bezug auf das Essverhalten wichtig, sondern gelten auch für alle anderen Meme.

Das folgende Beispiel führe ich mit dem im letzten Kapitel benannten Schlankheitsmem durch. Es wurde wie folgt beschrieben: "Menschen glauben, dass die Voraussetzung dafür, dass ihr Leben in Ordnung kommt, eine Gewichtsreduktion ist. Sie suchen also nach außen hin nach einer Lösung, nach einer Diät etc.

Wenn man ein solches Mem identifiziert hat, kann man sich die folgenden fünf Fragen stellen:

· · · ● ● · ● · · ·

Die Fragen für Meme

Basiert dieses Mem auf einer humanistischen Weltsicht?

Wenn ich dieses Mem akzeptiere, glaube und vertraue ich dann auf Humanität?

Beispiel "Schlankheits-Mem": Wenn ich akzeptiere, dass Menschen ein bestimmtes Körpergewicht haben müssen, um ein glückliches Leben führen zu dürfen, ist diese Einstellung human? Oder schließt sie mich und andere aus der Gemeinschaft aus und ist deshalb inhuman?

Das Schlankheits-Mem evoziert sehr viele Schuld- und Schamgefühle, wenn man "erneut versagt" hat. Führen diese Gefühle zu einem sinnvollen Miteinander? Bedenke, dass Scham häufig in Form von Aggressivität abgewehrt wird – gegen sich selbst oder andere. Welche Folgen hat eine Schamkultur für das allgemeine Lebensglück?

Verletzt dieses Mem die Goldene Regel?

Die Goldene Regel bzw. der kategorische Imperativ besagt, dass man andere so behandeln soll, wie man selbst behandelt werden möchte.

Möchte ich selbst für mein Gewicht verurteilt werden? Fühlt sich das für mich gut an?

Wenn nicht, kann ich dann die Goldene Regel einhalten und gleichzeitig ein Mem akzeptieren, das besagt, dass dicke Menschen auf irgendeine Weise falsch oder schuldig sind und somit verurteilt werden?

Habe ich dieses Mem ungeprüft von Kultur, Religion oder Wissenschaft übernommen?

Beispiel Schlankheitsmem: Ist es eine wissenschaftlich anerkannte Wahrheit, dass Übergewicht immer schlecht ist? Kann es eine wissenschaftlich anerkannte Wahrheit sein, dass es einen Zusammenhang zwischen Körpergewicht und möglichem Lebensglück gibt? Nein, das kann es nicht!

Habe ich dieses Mem bewusst gewählt oder habe ich mich damit angesteckt?

Beispiel Schlankheitsmem: Habe ich mich wirklich bewusst dafür entschieden, das zu glauben? Oder habe ich es einfach von einem Elternteil, Lehrer, Trainer oder Klassenkameraden übernommen?

Dient dieses Mem meinem Lebensglück?

Macht mich der Gedanke, dass ich erst mein Körpergewicht in Ordnung bringen muss, bevor ich glücklich sein darf, wirklich glücklich und zufrieden?

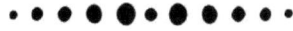

Die Übung für Woche-14:

- Gehe einige Deiner Meme nach diesem Schema durch und notiere Dir die Antworten in ein Journal.

- Höre jeden Tag einmal die Meditation "Abnehmen mit Hypnose".

• • • ● • ● • • •

WOCHE 15: DER INNERE DIALOG

Wenn Du die Augen schließt, ein paar tiefe Atemzüge nimmst, Deine Aufmerksamkeit hinter Deinen Augen sammelst und nichts anderes tust, als dem zuzuhören, was in Deinem Inneren vorgeht, wirst Du entdecken, dass Du in Deinem Geist "Stimmen" hörst. Dein Gehirn spricht mit dir. Manchmal klingt diese Stimme wie Deine eigene. Oft benutzt es auch eine Stimme, die derjenigen anderer Menschen, die oft mit Dir gesprochen haben, sehr ähnlich ist.

Das Phänomen, dass unser Geist mit uns spricht und uns so auch in unseren Entscheidungen beeinflusst, wurde von vielen Völkern bereits erkannt, bevor es von der westlichen Psychologie akzeptiert wurde. Die Tolteken aus Mexiko haben dieses Phänomen beispielsweise "Mitote" genannt. Man kann sich Mitote wie einen riesigen Marktplatz vorstellen, auf dem sehr viele Menschen gleichzeitig reden. Und so, so die Tolteken, ist unser Geist organisiert.

Auch der Buddhismus hat dieses Phänomen wahrgenommen. Er bezeichnet den plappernden Teil in uns als "Monkey Mind".

Die westliche Psychologie hat dieses Phänomen schließlich – nach langem Zögern – mit ihren Mitteln beschrieben und therapeutisch genutzt. Zu den Ersten, die sich mit verschiedenen Bewusstseinszuständen und der Möglichkeit beschäftigten, dieses Wissen auch für langfristige Verhaltensänderungen zu nutzen, gehörte der Psychoanalytiker C. G. Jung. Andere Denker nahmen seine Ideen auf und entwickelten sie weiter. Ein Beispiel ist die "Ego-State-Therapie" des Ehepaares John G. Watkins und Helen H. Watkins.

Der Grundgedanke all dieser therapeutischen Richtungen ist immer derselbe. Menschen erleben sich als ein einziges "Ich", aber in Wahrheit haben wir verschiedene Anteile. In jeder Minute unseres Daseins ist ein bestimmter Bewusstseinszustand aktiv. Wir erleben sehr viele verschiedene Bewusstseinszustände, die sehr schnell wechseln können.

So spricht beispielsweise die Transaktionsanalyse von verschiedenen Ich-Zuständen. Je nachdem, welcher Ich-Zustand gerade aktiv ist – der des inneren Kindes oder der des Erwachsenen beispielsweise –, denken, fühlen und entscheiden wir anders. Manchmal denken und fühlen wir wie das Kind, das wir einst waren. Und manchmal wie ein ehemaliger Elternteil. Und manchmal sind wir ganz wir selbst.

Welcher Bewusstseinszustand aktiv ist, beeinflusst auch unsere Ernährungsentscheidungen. Manchmal essen wir so, wie wir es wirklich wollen und wie es gut für uns wäre. Und manchmal so, wie es uns unsere Mutter, unsere Großmutter oder unser Vater geraten haben. "Junge", dröhnt es plötzlich im Kopf, "ein echter Mann trinkt mal einen!" Manchmal essen wir so, wie wir es als Fünfjähriger aus purem Trotz getan haben. Oder wir essen so, wie wir einst getröstet wurden: "Hier, mein Liebes. Hier hast Du einen Keks."

Bewusstseinszustände entstehen in der Regel in einem bestimmten Lebensalter auf Basis einer konkreten Erfahrung. Jemand hat in einer konkreten Situation mit einer bestimmten Emotionalität und Stimme etwas zu uns gesagt. Unser Unbewusstes wirkt wie ein Aufnahmegerät, das die Erinnerung abspielt, wenn es glaubt, sie könne zur Lösung aktueller Probleme beitragen.

In der Konkurrenz der verschiedenen Stimmen untereinander übernimmt häufig der Bewusstseinszustand – und mit ihm die Stimme –, der es schafft, sich vorzudrängen. Oder anders formuliert: Der Bewusstseinszustand – und mit ihm diejenige Stimme – mit der meiste Energie. Ein bestimmter Bewusstseinszustand ist in der Regel mit bestimmten Gefühlen, Gedanken und einem bestimmten Verhalten gekoppelt.

Sind wir diesen Bewusstseinszuständen und ihrer Wirkung auf unser Verhalten hilflos ausgeliefert? Wenn ein solcher Bewusstseinszustand uns befiehlt, jetzt etwas Ungesundes zu essen, müssen wir dann diesem Impuls nachgeben?

Oftmals fühlt es sich so an, als würden uns unsere Essentscheidungen überfallen wie ein Autounfall. Daher lautet die Antwort sowohl "ja" als auch "nein". Ja, solange wir bestimmten Bewusstseinszuständen erlauben, die Kontrolle zu übernehmen, finden wir uns dabei wieder, wie eine kleine innere Stimme uns überredet, dass ein kleines Eis vielleicht gar nicht so schlimm ist.

Nein, weil es ein Heilmittel gegen das Durcheinander im Kopf gibt: Achtsamkeit bzw. Bewusstheit. Wenn wir lernen, diese Stimmen wahrzunehmen, ohne im Reflex auf sie zu reagieren, verlieren sie nach und nach ihre Macht, die, wie gesagt, nur in der Energie besteht, die wir ihnen geben.

Selbst wenn die Entscheidung, etwas zu essen, scheinbar blitzartig abgelaufen ist, hat ein innerer Dialog stattgefunden. Selbst dann, wenn alles viel zu schnell ablief, um ihn zu hören, geschweige denn, diesen inneren Dialog zu beeinflussen.

Was wir brauchen, ist Zeit. Wenn wir es schaffen, die Zeit ein wenig auszudehnen und diesen Zuständen zuzuhören, gewinnen wir mehr und mehr Einfluss.

Bewusstseinszustände haben nämlich an sich keine Energie. Sie sind wie eine Autobatterie, die sich nur aufladen kann, wenn wir das Auto bewegen. Sie bekommen Energie von uns, indem wir sie lebendig werden lassen und ihnen glauben. Das Gleiche passiert, wenn wir sie bekämpfen. Auch diese Art der unreflektierten Aufmerksamkeit lädt unerwünschte Bewusstseinszustände energetisch auf: "Ab heute werde ich der Schokoladen-Versuchung widerstehen." Schon hat der entsprechende Bewusstseinszustand – eben jener, in dem die Schokolade verzehrt wird – mehr Energie. Möchten wir das?

Was nimmt Bewusstseinszuständen ihre Energie? Wie schwächen wir sie, wenn wir ihre Resultate nicht wollen? Wir entmachten sie, indem wir ihre Handlungsaufforderungen wahrnehmen und ihnen zuhören, ohne blindlings zu reagieren. Wir hören zu und nehmen wahr.

Das ist unter anderem der Grund, warum jene Ich-Zustände ihre Energie und somit ihre Macht verlieren. Es gibt also durchaus eine Möglichkeit. Dennoch erzählen wir uns immer wieder die Geschichte von der Kontrolle, die wir scheinbar nicht haben. Und irgendwann glauben wir uns selbst. Genau an diesem Punkt haben wir aber die Wahl. Wir müssen uns und den Geschichten, die wir uns selbst erzählen, nicht glauben.

Wir haben die Möglichkeit der Achtsamkeit.

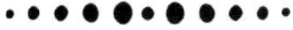

Die Übung für Woche-15:

- Unter dem Link, der in Woche 1 im Übungsteil angegeben ist, findest Du acht Übungen für den inneren Dialog. Lade sie Dir herunter und nutze sie auf Deinem Handy oder MP3-Player. Sie sind sehr wirkungsvoll!

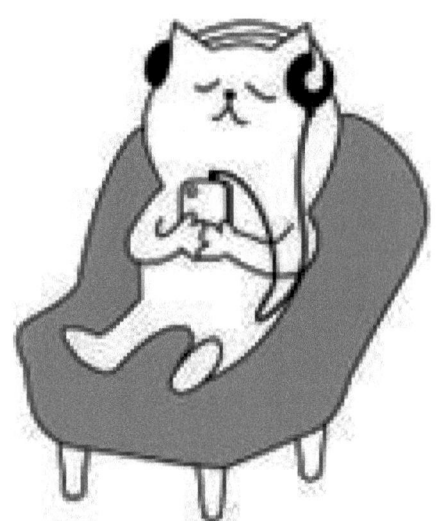

Abbildung 6: Herunterladen und anhören - das hilft!

WOCHE 16: VIER STADIEN DES BEWUSSTSEINS

Es gibt verschiedene Modelle, die die Bewusstseinsentwicklung des Menschen beschreiben. Hier möchte ich ein Modell vorstellen, das mir sehr plausibel erscheint. Es stammt von dem Amerikaner Michael Bernard Beckwith. Es teilt die Bewusstseinsentwicklung in vier Stadien ein.

• • • ● • ● • ● • •

Das erste Stadium ist das Opferbewusstsein.

Menschen, die dieses Stadium erreicht haben, glauben, dass ihnen das Leben geschieht. Das Leben geschieht mir. Dieses Stadium ist durch die Erfahrung von Mangel geprägt, vor allem aber durch die Erfahrung, dass das Leben durch externe Umstände oder Quellen kontrolliert wird und nicht durch selbstverantwortliches oder selbst gewähltes Handeln.

Der innere Dialog ist geprägt von einer Geschichte der Schuld und Scham. Jemand hat uns etwas angetan. Das Grundgefühl ist Ohnmacht und Hoffnungslosigkeit. Man fühlt sich machtlos und weiß nicht, wie man sein Leben aktiv gestalten soll.

• • • ● • ● • • •

Das zweite Stadium ist das Manifestationsbewusstsein.

Menschen, die dieses Stadium der Bewusstseinsentwicklung erreicht haben, haben das Gefühl, Kontrolle zu haben. Sie glauben, sie gestalteten ihr Leben selbst. "Manifestierer" nutzen das Gesetz der Anziehung und verstehen es im Gegensatz zu banalen Varianten auch richtig als ein Gesetz, welches sie dazu verpflichtet, ihre eigenen Gedanken und Gefühle zu kontrollieren.

Sie fühlen sich wesentlich weniger ohnmächtig oder machtlos. Sie nutzen Visualisierungstechniken und Zielbestimmungstechniken sehr effizient, um das zu erreichen, was sie erreichen möchten. Allerdings haben sie häufig ein falsches Gefühl von Kontrolle und Macht. Dadurch sind sie unter Umständen bereit, rücksichtslos zu handeln.

In diesem Stadium beginnen Menschen, die Techniken, die Du in diesem Buch lernst, auf sich und ihr Essproblem anzuwenden.

• • • ● ● • ● • • •

Das dritte Stadium: umfassendes Bewusstsein

Menschen, die dieses Stadium erreicht haben, glauben, dass sie Teil von etwas Höherem und Größerem sind als sie selbst. Daher leben sie aus einem Gefühl der Hingabe zu diesem Größeren. In diesem Stadium glaubt man, das Leben erfolge durch einen. Man stellt sich dem Leben und dem größeren Ganzen zur Verfügung.

• • • ● ● • ● • • •

Das vierte Stadium: Bewusstsein des Seienden

Menschen, die dieses Bewusstseinsstadium erreicht haben, fühlen sich mit der Quelle all dessen, was ist, verbunden. Sie sehen sich nicht mehr als getrenntes Selbst. Die Möglichkeit dieses Stadiums ist es, unbegrenzte Bewusstheit, mit anderen Worten Zustände der Erleuchtung, zu erleben.

In diesem Stadium sind das Leben und ich nicht mehr zwei verschiedene Dinge oder Erfahrungen, sondern eins: Ich bin das Leben.

• • • ● • ● • • •

Anmerkung zu den Bewusstseinszuständen

In den verschiedenen Bereichen unseres Daseins leben wir in unterschiedlichen Bewusstseinszuständen. Es kann sein, dass wir im Bereich des Essens beispielsweise noch im Opferbewusstsein leben, im Bereich der Finanzen oder im Bereich unserer Familie und Freunde jedoch bereits höhere Bewusstseinsstufen erreicht haben.

Die Erfahrung und Kenntnis aller vier, insbesondere aber der letzten drei Bewusstseinszustände, ist unbedingt nötig. Wir müssen wissen, was wir wollen. Dies erlernen wir im zweiten Bewusstseinszustand. Aber wir müssen auch dem Leben erlauben, uns unkontrollierte Impulse zu geben. Es ist weder möglich noch wünschenswert, ausschließlich im vierten Stadium zu leben, denn dann wären wir nicht mehr alltagstauglich.

Zudem geben wir einen einmal erreichten Bewusstseinszustand beim Übergang in den nächsten nicht auf. Wir behalten ihn als Möglichkeit. Tatsächlich wandern wir ständig zwischen den Zuständen hin und her. Wir verbringen nur in dem einen Bewusstseinszustand mehr Zeit als in dem anderen, je nach Lebensbereich.

Wenn man seine Ernährung ändern möchte, dann ist das in der Regel darauf zurückzuführen, dass man zu häufig im Opferbewusstsein lebt. Wie bereits dargestellt, bedeutet dies, dass sich der Körper so fühlt, als wäre er "im Winter".

Da man das Gefühl hat, das Leben nicht kontrollieren zu können, bereitet sich der Körper ständig auf einen möglichen nächsten Mangel vor. Er befiehlt via Hormone, möglichst viel zu essen und kalorienreiche Lebensmittel zu bevorzugen sowie die Stoffwechselaktivität zu minimieren.

Im Opferbewusstsein kann man daher kaum an Gewicht verlieren, oder es wird zumindest sehr schwierig. Daher ist eine Weiterentwicklung notwendig. Mindestens muss der Glaubenssatz etabliert sein, dass man einen gewissen Einfluss auf das eigene Leben und die Welt hat, indem man seine Bewusstseinszustände neu organisiert.

Die Übung für Woche-16:

- Beginne, wahrzunehmen, wann und wie Du ins Opferbewusstsein gerätst.

- Gehe dann die einzelnen Stufen durch und stelle Dir vor, Du hättest diese Stufe bereits erreicht.

- Notiere dir, wie das Problem aus jeder dieser Stufen gesehen aussähe.

- Wie würde sich die Situation verändern? Inwiefern würdest Du anders handeln?

- Höre jeden Tag einmal die Meditation "Abnehmen mit Hypnose".

• • • ● ● • ● • • •

WOCHE 17: DER SELBSTWERTZYKLUS

Zum Abschluss dieses Buches möchte ich noch einmal auf das Thema "Selbstwert" zurückkommen, denn ein gutes Selbstwertgefühl ist für die Erreichung jedes Ziels im Leben wichtig. Das gilt auch für eine Ernährungsumstellung. Daher stelle ich Dir ein Modell vor, das zeigt, wie man seinen Selbstwert unbewusst destabilisieren kann, sowie ein Modell, das zeigt, wie man ihn stabilisieren kann.

• • • ● • ● • • •

Verhaltensweisen, die den Selbstwert destabilisieren

Die folgenden sechs Verhaltensweisen halten unser schlechtes Selbstwertgefühl und den Glaubenssatz "Ich bin nicht genug, um geliebt zu werden" aufrecht – und somit auch unser Körpergewicht. Wir wählen eine dieser Verhaltensweisen, sobald unser Gefühl von "Nicht genug" getriggert wurde oder wir glauben, es könnte getriggert werden, sofern wir nicht vorbereitet sind. Das tun wir aber nur, wenn wir reaktiv handeln.

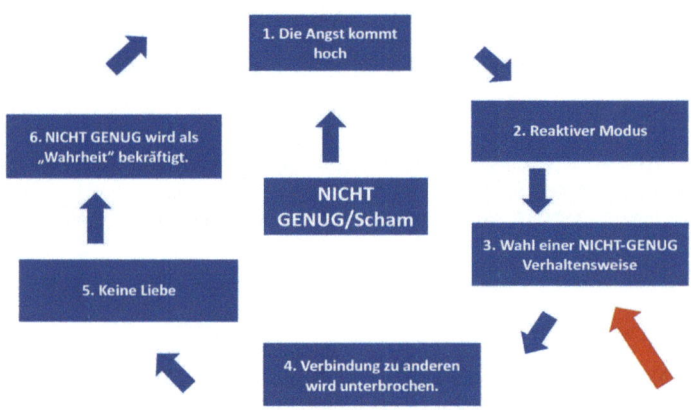

Abbildung 7: Verhaltensweisen, die den Selbstwert destabilisieren.

• • • • • • • • • • •

Validierung

Wir versuchen, unsere Komplexe – also das Gefühl, nicht genug zu sein, und unser negatives Selbstwertgefühl – zu überwinden, indem wir anstreben, von anderen gemocht oder geliebt zu werden. Wir fokussieren uns nach außen. Wir tun, was wir können, um Anerkennung zu bekommen. Wir wollen sie haben.

Wir beginnen, andere Menschen zu manipulieren, indem wir ihnen Komplimente oder Geschenke machen. Die Strategie, um endlich als genug validiert zu werden, ist, sich an die Sichtweise anderer anzupassen, um gemocht zu werden. Jede Wahl – sei es der Sexualpartner, das Hobby, die Kleiderwahl oder der Kosmetikkauf – die auf dem Gefühl beruht, nicht genug zu sein, um geliebt zu werden, führt dazu, dass wir abhängiger von äußerer Validierung werden und somit in dem Gefühl bleiben, nicht genug zu sein.

• • • ● ● • ● • • •

Attacke

Wir werden zurückgewiesen, beispielsweise indem wir nicht zurückgerufen werden. Als Folge dessen fühlen wir uns als "nicht genug" und gehen zum Gegenangriff über. Wenn der andere mich nicht anruft, zurückweist oder mir nicht gibt, was ich haben will, dann ist er zu verurteilen. Die Verurteilung oder Beurteilung, die Einschätzung des anderen als negativ, gibt mir das Recht zur Attacke.

Die Strategie dieser Wahl ist die Verurteilung. Eigentlich hat man Angst, geht aber in die "Fight-or-Flight-Reaktion" und wechselt in die Attacke. Wir möchten den anderen gern loswerden, denn er löst in uns das Gefühl aus, nicht genug zu sein.

• • • ● ● • ● • • •

Vermeidung

Wir sehen jemanden, den wir gern kennenlernen würden, antizipieren aber, dass er uns wahrscheinlich zurückweisen wird, weil wir uns nicht genug fühlen. Daher vermeiden wir den Kontakt besser ganz. Die Strategie dieser Wahl ist die Entschuldigung: "Ich kann gerade nicht ... Ich habe ja gerade sowieso zu viel zu tun/bin zu alt/bin zu dick/bin zu dünn usw."

• • • ● ● • ● • • •

Kontrolle

Man nimmt an, dass es dort draußen etwas gibt, das dazu führen könnte, dass man sich als nicht genug empfindet. Beispielsweise könnte jemand sagen, ich wäre zu dick. Oder meine Beine sind nicht schön oder nicht lang genug, oder mein Busen ist zu klein oder zu groß (bei Männern: ein gewisses Körperteil ist zu klein).

Wenn jemand so etwas sagen würde, würde ich mich als nicht genug empfinden. Also versuche ich, die Situation zu kontrollieren. Die Strategie dieser Wahl sind die selbst auferlegten Regeln: Was genau soll ich essen? Wie viel darf ich essen? Wie genau muss ich es abwiegen?

• • • ● • ● • ● • •

Zurückhaltung

Um nicht verletzt zu werden, weil wir Angst haben, Erfahrungen zu machen, die uns an unser Gefühl "Ich bin nicht genug" erinnern würden, halten wir uns zurück. Wir bleiben hinter der Linie. Wir bleiben in unserem Schneckenhaus. Die Strategie dieser Wahl ist der Aufbau von Mauern.

• • • ● • ● • ● • •

Verzögern

Wir möchten unsere Ernährung umstellen, aber wir könnten erneut scheitern. Das wiederum könnte das Gefühl auslösen: "Ich bin nicht genug." Folglich verschieben wir den Plan auf nächsten Montag, vielleicht auch auf nächste Woche oder auf nächstes Jahr. Diese Strategie nennt man in Amerika "Overthinking". Wir sind mit unserer Aufmerksamkeit vollständig im Kopf.

• • • ● • ● • • •

Die Übung für Woche-17a:

- Nimm wahr, zu welcher Verhaltensweise Du neigst, wenn Du Dich beschämt oder als "nicht genug" empfindest.

- Notiere Dir das Ergebnis in ein Journal.

- Höre jeden Tag einmal die Meditation "Abnehmen mit Hypnose".

• • • ● • ● • • •

Verhaltensweisen, die den Selbstwert stabilisieren

Die folgenden sechs Verhaltensweisen stärken unser Selbstwertgefühl, verringern Stress und tragen zu unserer Gesundheit bei.

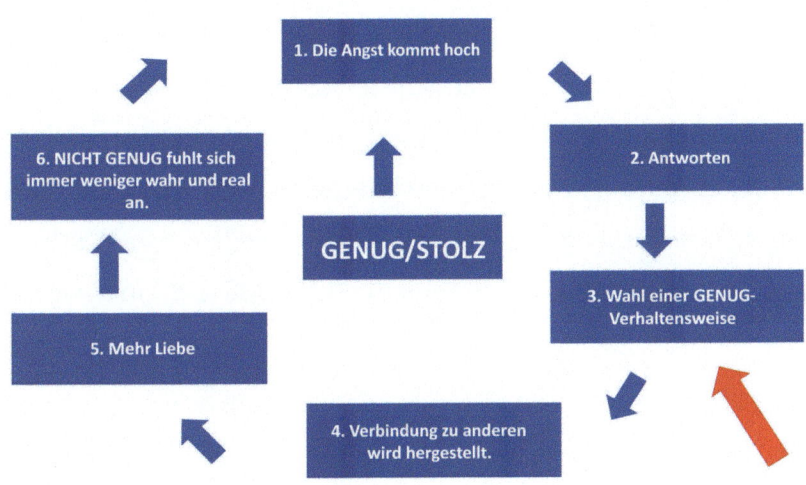

Abbildung 8: Verhaltensweisen, die den Selbstwert stabilisieren.

Authentizität

Was ist die Alternative zu dem Bedürfnis, vom anderen validiert zu werden? Man ist selbst authentisch. Man zeigt, wer man ist, was man fühlt, was man denkt. Man kommuniziert das, was man wirklich fühlt, denkt und möchte.

Um mit jemandem in Kontakt zu gehen, brauchen wir das Gefühl, dass er authentisch ist, also zeigt, was er wirklich fühlt. Dies wird als "sicher" empfunden. Nicht authentische Menschen sind nicht sicher und werden so auch nicht empfunden. Je authentischer wir sind, d. h. das kommunizieren, was wir wirklich fühlen, desto eher gehen Menschen mit uns in Verbindung. Die Strategie dieser Wahl ist zu zeigen, wer man ist, mit all den Fehlern und Ängsten, die man vielleicht hat.

• • • ● • ● • • •

Mitgefühl

Die Alternative zur Attacke ist das Mitgefühl. Damit ist nicht Mitleid gemeint und auch nicht Empathie, sondern das Verstehen der Sichtweise des anderen. Die Strategie dieser Wahl ist Freundlichkeit.

• • • ● • ● • • •

Aktion

Die Wahl zur Vermeidung ist die Aktion. Etwas zu tun. Keine Entschuldigungen mehr gelten zu lassen, sondern zu handeln. Die Strategie dieser Wahl ist es, eine Entscheidung zu treffen und danach zu handeln.

· · · · ●·●· · ·

Spontanität

Das ist die Alternative zur Kontrolle. Man kann sich erlauben, spontan zu entscheiden und im Flow zu sein. Die Strategie dieser Wahl ist: Flow.

· · · ●·●· · ·

Offenheit

Die Alternative zur Zurückhaltung und zum Bauen von Mauern ist Offenheit. Man teilt mit anderen das, was man denkt oder fühlt. Man mischt sich ein. Die Strategie dieser Wahl ist die Mitteilung, das Teilen von Erlebnissen, Gedanken und Gefühlen.

· · · ●·●· · ·

Hingabe

Die Alternative zur Verzögerung ist die Hingabe. Anstatt sich zurückzuhalten, zu verzögern, überlassen wir uns dem Gefühl, dem Unbewussten, der inneren Welt. Die Strategie dieser Wahl ist die Bereitschaft, die Erlaubnis.

• • • • ● • ● • • •

Die Übung für Woche-17b:

- Wenn Du realisierst, dass Du eine Wahl getroffen hast, die Dein negatives Selbstwertgefühl stabilisiert, dann werde Dir dieser Wahl bewusst und wähle die Alternative.

- Höre jeden Tag einmal die Meditation "Abnehmen mit Hypnose".

• • • ● • ● • • •

QUELLENVERZEICHNIS

Dawkins, Richard: Das egoistische Gen. (Orig.: The Selfish Gene). Rowohlt Verlag, Hamburg, 1996

Frankl, Viktor E.: Man's Search For Meaning, 1997

Harari, Youval Noah: Eine kurze Geschichte der Menschheit. (Orig.: A Brief History of Mankind – Kizur Todot Ha-Enoshut). Random House GmbH, München, 2013

Korzybski, Alfred: Manhood of Humaniy: The Science and Art of Human Engineering. 1921

Watkins, John G., Watkins, Helen H.: Ego-States: Theorie und Therapie. (Orig.: Ego States Theory and Therapy). Norton & Company, New York, London, 1997

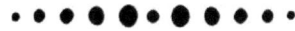

Alle Bücher von Inke Jochims, finden Sie auf dieser Seite:

Die Bücher von Inke Jochims

Stöbern und kaufen Sie hier

alle Bücher von Inke Jochims!

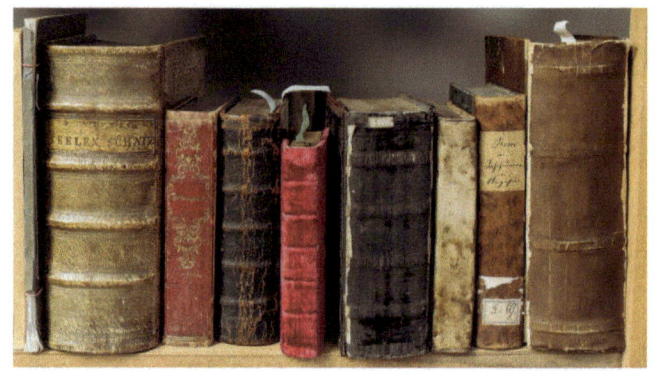

www.jochims-buecher.de

• • • • • • • • • •

Alle digitalen Produkte von Inke Jochims finden Sie auf dieser Seite:

Der Shop von Inke Jochims

https://www.myablefy.com/s/inke-jochims

Stöbern und kaufen Sie alle digitalen Produkte
von Inke Jochims

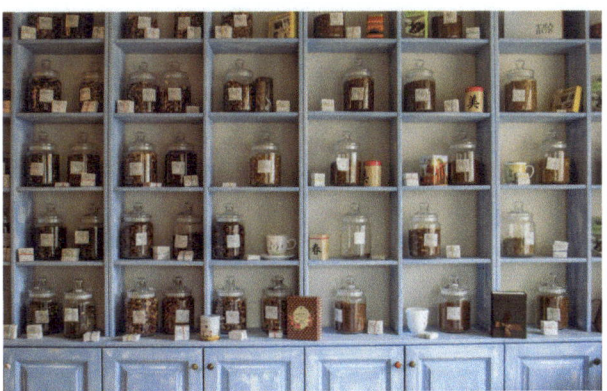

https://myablefy.com/

● ● ● ● ● ● ● ● ● ● ●

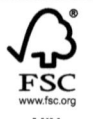